IVR医は
いないの?

~その病気、切らずに治せるかも~

はじめに

ＩＶＲ（アイ・ヴィ・アール、画像下治療）と呼ばれる治療法がある。たぶん、大部分の人は知らない。医者や看護師さんなら知っているかというと、それもごく一部。たいていの医療従事者は知らない。

どんな治療法かというと、皮膚に作った小さな穴からカテーテルと呼ばれる細くて柔らかな管を入れて、蛇使いよろしく、その先っぽを病巣まで進めて治療するもの。もちろん、病巣にたどり着くためにはちょっとした装置が必要で、画像装置と呼ばれる体の中を透かして見ることのできる装置を使う（Ｘ線とかＣＴとか超音波とか）。実は、人の体は血管や消化管、気管など管だらけなので、一回そんな管の中に入ってしまえば、地下トンネルをつたって金庫破りをする盗賊よろしく、結構簡単に、時には手術で体を開けるよりも速く、病巣に到達することができる。「あっ、あれかー。心臓の血管（冠動脈）が細くなった時にカテーテルで血管を拡げるヤツ！」と気づいた人は、ちょっと知識人。もちろん、あれもＩＶＲ。でも、小さな傷でたいていは短時間で終わる治療だから、体の弱った患者さんに向いていて、がんの治療でもたくさん行われている。ただし、ＩＶＲ医のいる病院ならば・・・。

そう、ＩＶＲの最大の弱みは、「みんなが知らない」こと。でも、説明しようにもこれがまた難しい。なにせ、本当は見えない体の中を画像装置という特殊な装置で見ながら、特殊な道具を使ってやっているわけで、専門家でなければ、「何がなんだかわからない」のが当たり前の世界。もちろん、治療後の患者さんを外から眺めても、体の中で行われた治療は見当もつかない。そう、そんな知られていない、説明も難しいＩＶＲをみんなが知ってくれたら、もっとＩＶＲが使われて、楽になる患者さんが増えるのに・・・。ずっと、そう思っていた。それがこの漫画を作った理由。

ＩＶＲは３５年以上やってきたが、僕は漫画の世界はド素人だし、絵もかけない。でも、幸運にも僕を助けてくれる人たちがたくさんいて、この漫画が完成した。この漫画を通じてＩＶＲが知られ、少しでも多くの患者さんに、より良い治療が届くことを願っている。

最後に、本書の出版に最高のサポートをして下さった黒沢さん、日暮さん、難波さん、藤本さん、ＭＡＫＯ．さん、山本さん、島田さん、に深謝致します。

２０１８年４月１０日

荒井保明

目次

登場人物紹介

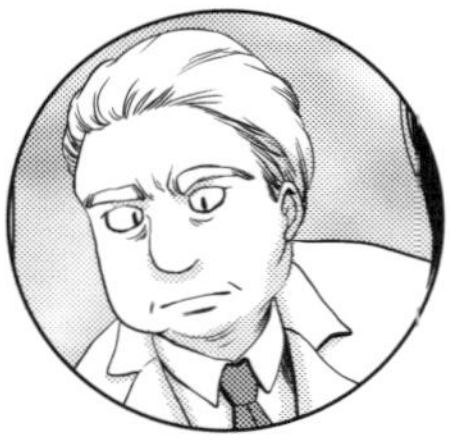

竹川知之（たけかわ　ともゆき）
群青病院の消化器系を専門とする外科医。専門は異なるが、有末とは互いに尊敬しあっている。

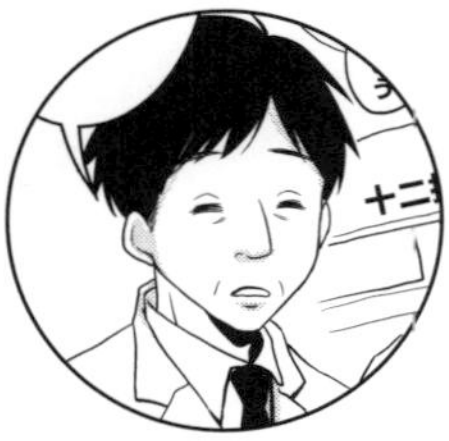

高瀬岳人（たかせ　たけひと）
群青病院の消化器系を専門とする内科医。

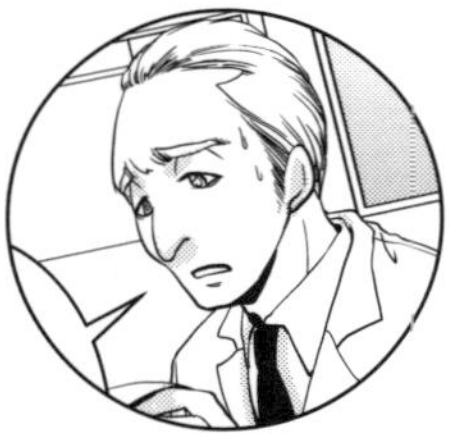

川村　敦（かわむら　あつし）
群青病院の呼吸器系を専門とする内科医。

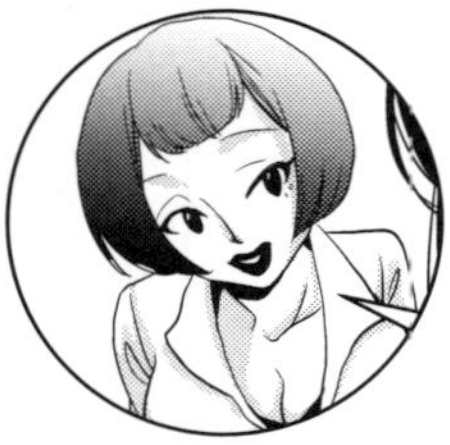

本里英理子（もとさと　えりこ）
群青病院の緩和医療を専門とする医師。

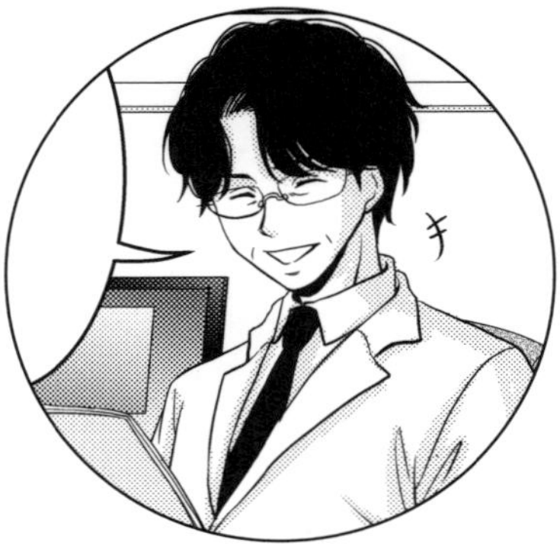

有末　次
（ありすえ　やどる）
群青病院のIVRセンター長を務めるIVR医。患者に優しく、IVRの腕も超一流。ゾーンに入った時の集中力は凄まじい。反面、IVR以外には無頓着で、私生活も謎。

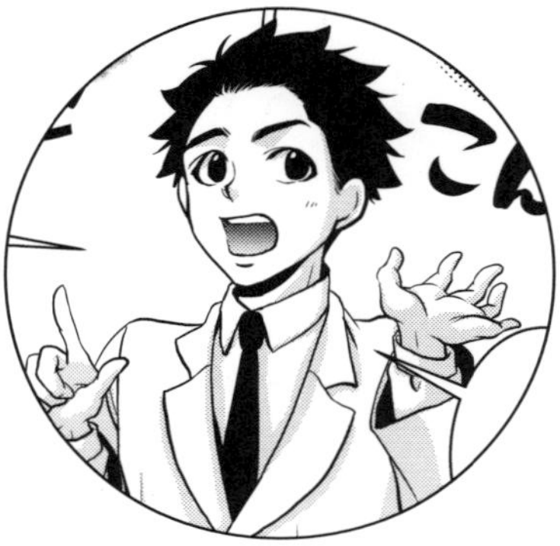

久保貴俊
（くぼ　たかとし）
有末を師と仰ぐ若手IVR医。抜群の頭脳の持ち主なのだが、天性の明るい性格と軽さが災いし、群青病院の「いじくられマスコット」的存在。

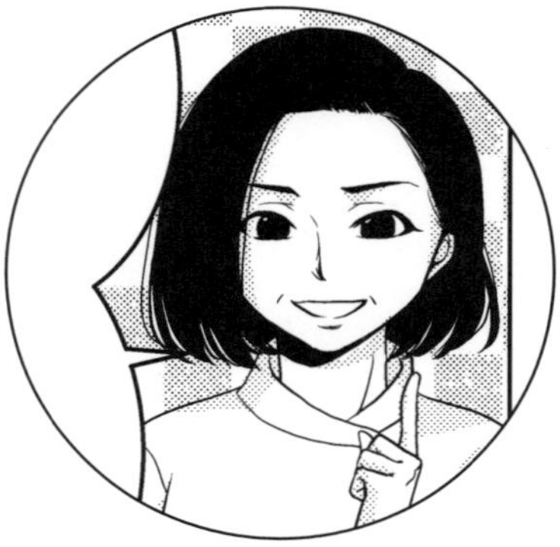

伏木和枝
（ふしき　かずえ）
群青病院のIVRセンターの看護師長。

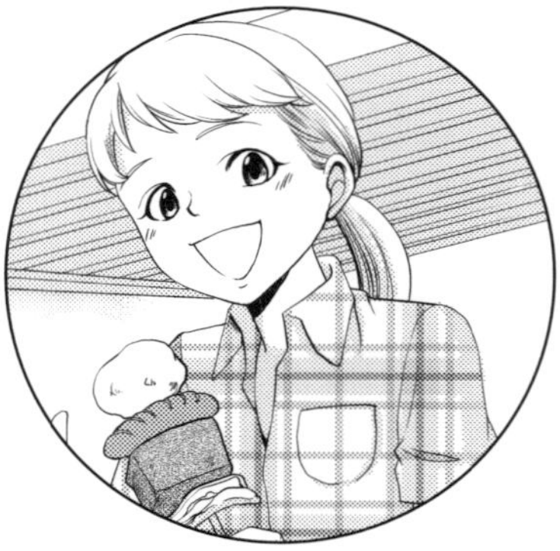

西条あゆ
（さいじょう　あゆ）
群青病院のIVRセンターに勤務する若手看護師。

第1章

IVR医 有末先生

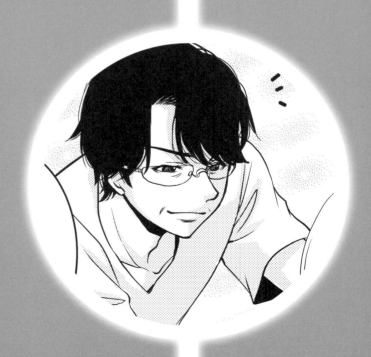

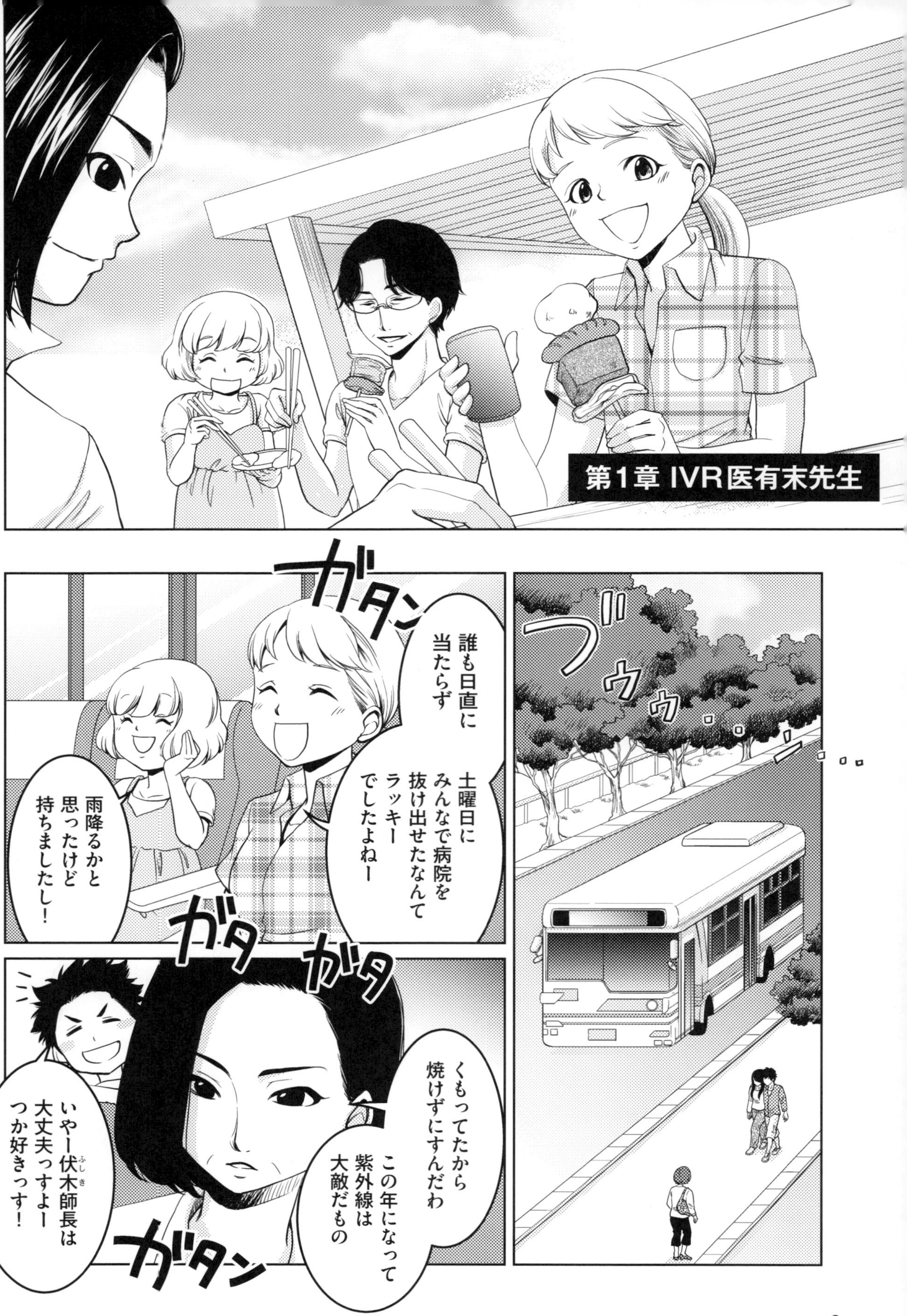
第1章 IVR医有末先生
ブウウ。。ン。。。
ガタン
誰も日直に当たらず
土曜日にみんなで病院を抜け出せたなんてラッキーでしたよねー
雨降るかと思ったけど持ちましたし!
ガタ
ガタ
くもってたから焼けずにすんだわ
この年になって紫外線は大敵だもの
いやー伏木《ふしき》師長は大丈夫っすよー
つか好きっす!
ガタン

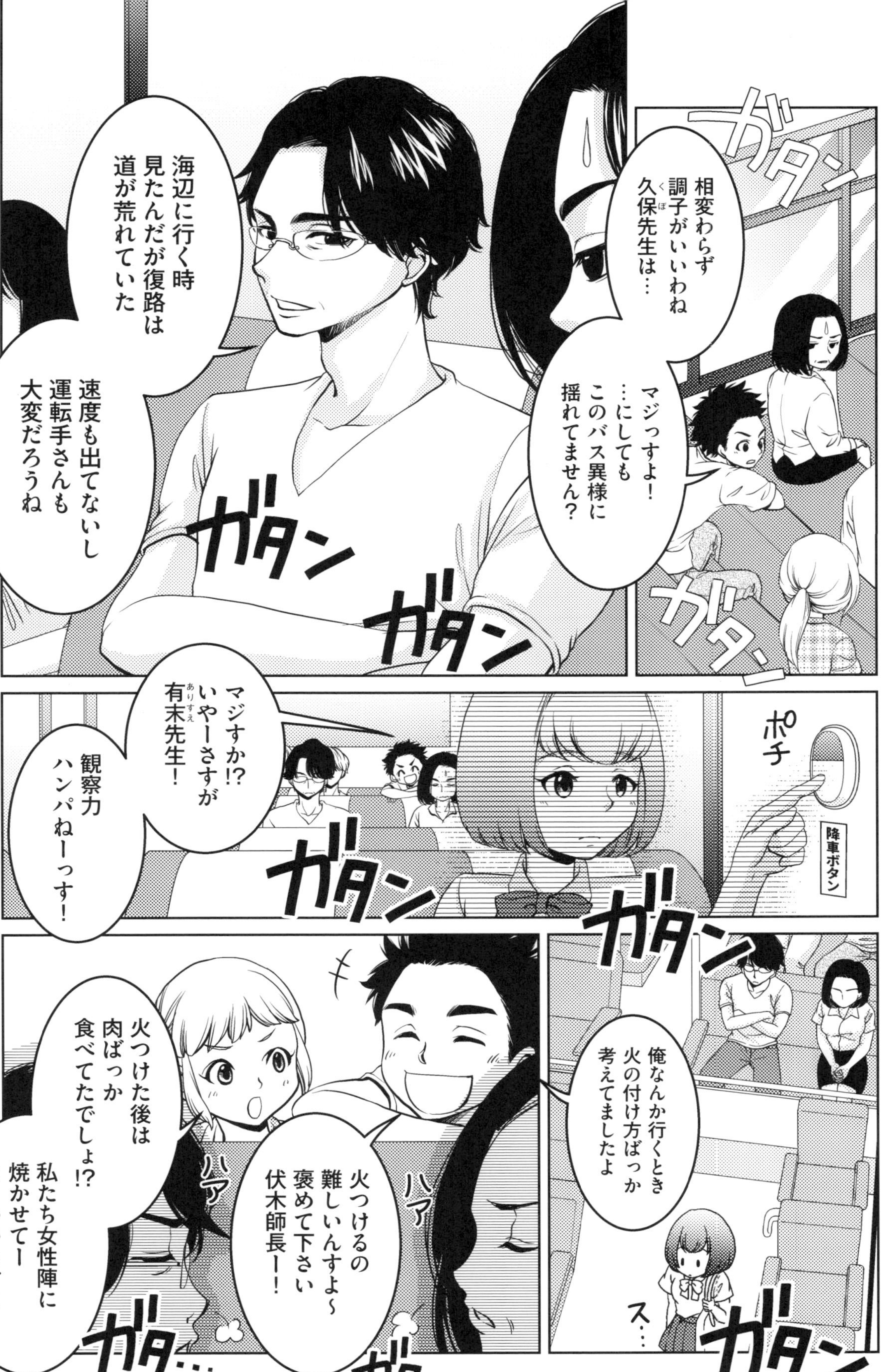
ガタン
相変わらず調子がいいわね久保《くぼ》先生は…
マジっすよ！…にしてもこのバス異様に揺れてません？
ガタン
海辺に行く時見たんだが復路は道が荒れていた
速度も出てないし運転手さんも大変だろうね
ガタン
ガタン
ポチ
降車ボタン
マジすか!? いやーさすが有末《ありすえ》先生！
観察力ハンパねーっす！
ガタン
ガタン
俺なんか行くとき火の付け方ばっか考えてましたよ
ス…
ガタン
火つけるの難しいんすよ～褒めて下さい伏木師長ー！
火つけた後は肉ばっか食べてたでしょ!? 私たち女性陣に焼かせてーよくいいますよ！
ハァ
ハァ
ガタ…
ガタ…

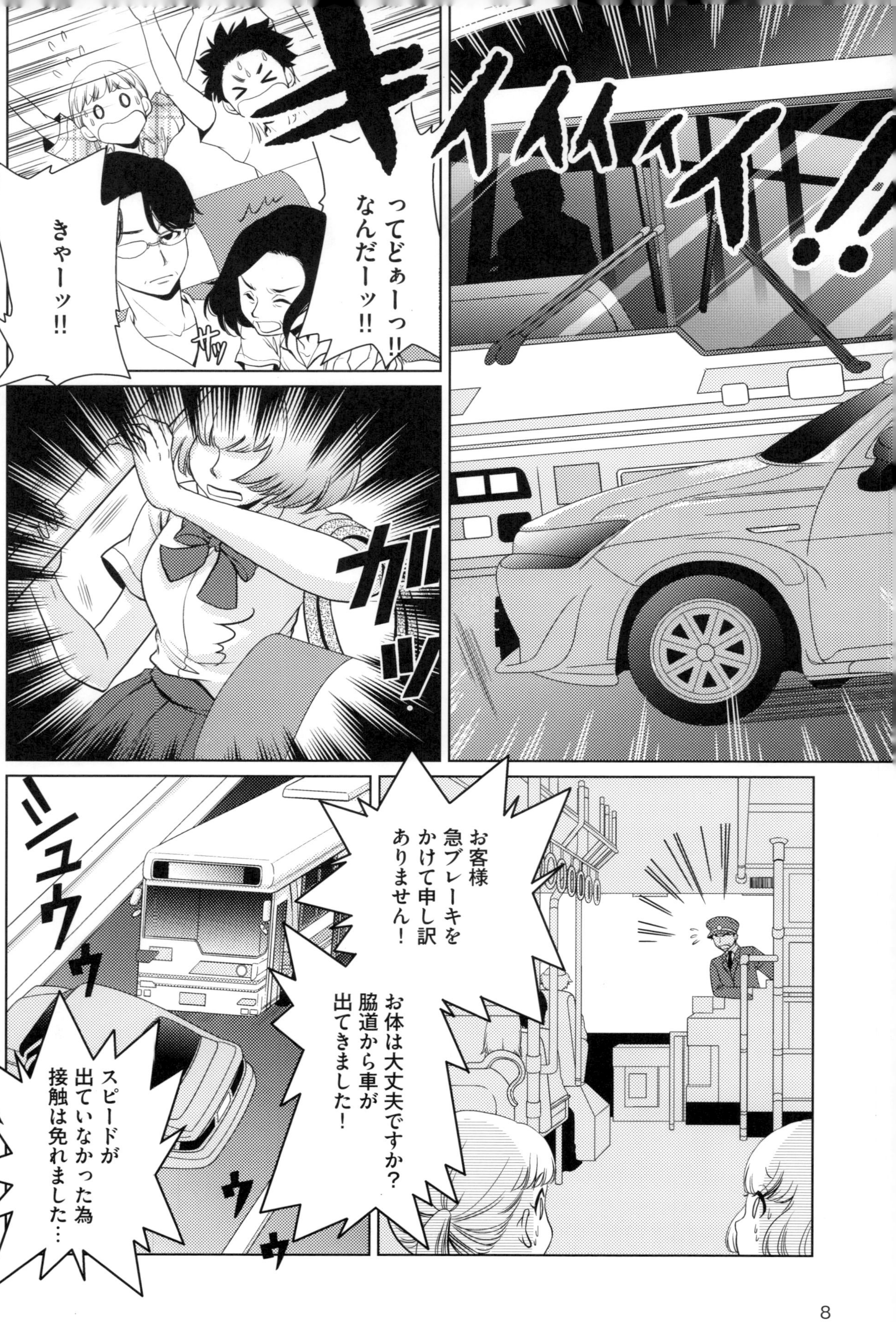
キイイィイ!!
ってどぁーっ!! なんだーッ!!
ザッ
きゃーッ!!
ガッ
お客様 急ブレーキをかけて申し訳ありません!
シュウゥゥ
お体は大丈夫ですか? 脇道から車が出てきました!
スピードが出ていなかった為 接触は免れました…

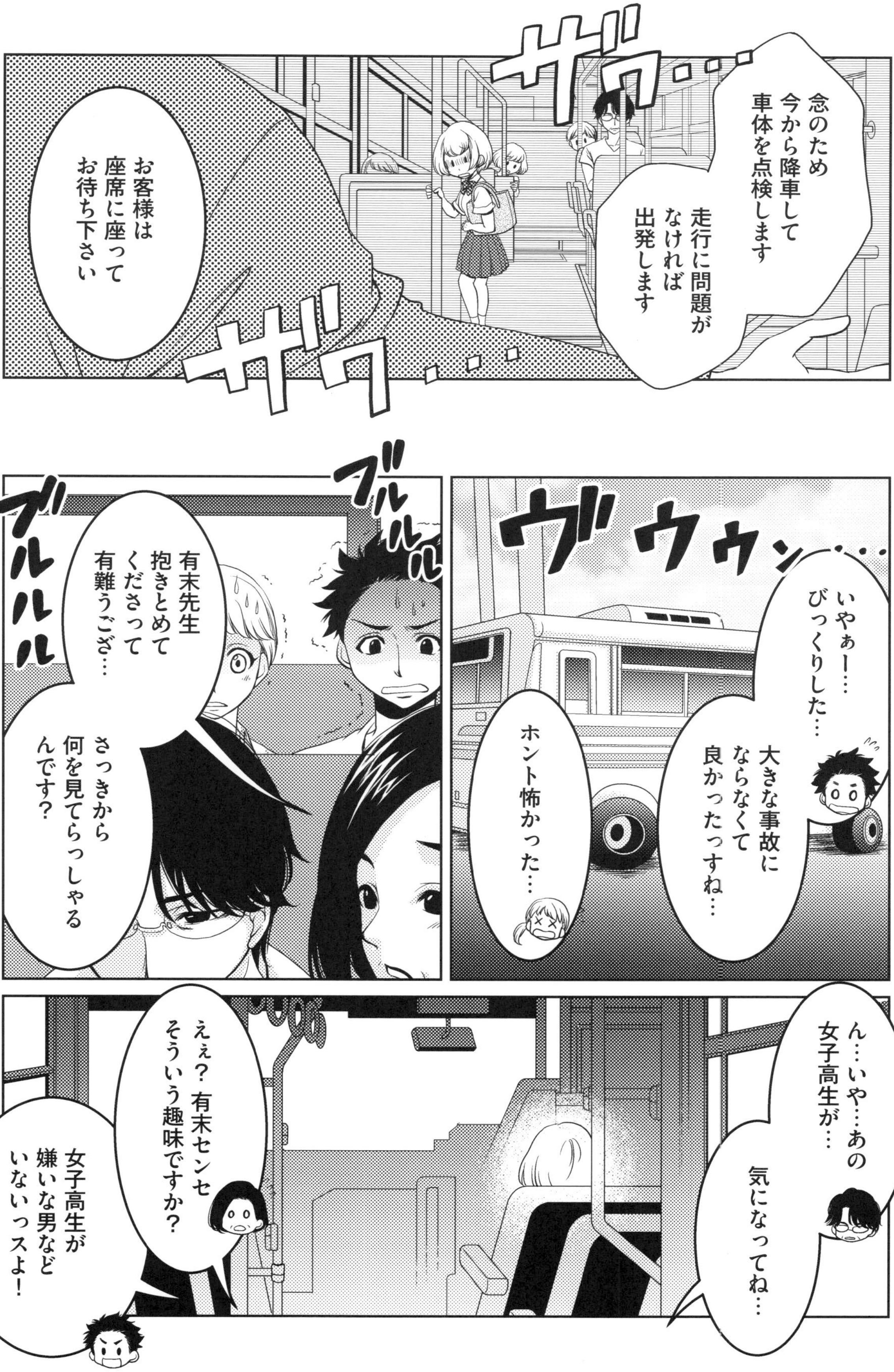
ザヴ…
念のため今から降車して車体を点検します
走行に問題がなければ出発します
お客様は座席に座ってお待ち下さい
ザワ…
ヴウゥン…
いやぁー…びっくりした…
大きな事故にならなくて良かったっすね…
ホント怖かった…
ブルルル
ブルルル
有末先生抱きとめてくださって有難うござ…
さっきから何を見てらっしゃるんです?
ん…いや…あの女子高生が…
気になってね…
えぇ? 有末センセそういう趣味ですか?
女子高生が嫌いな男などいないっスよ!

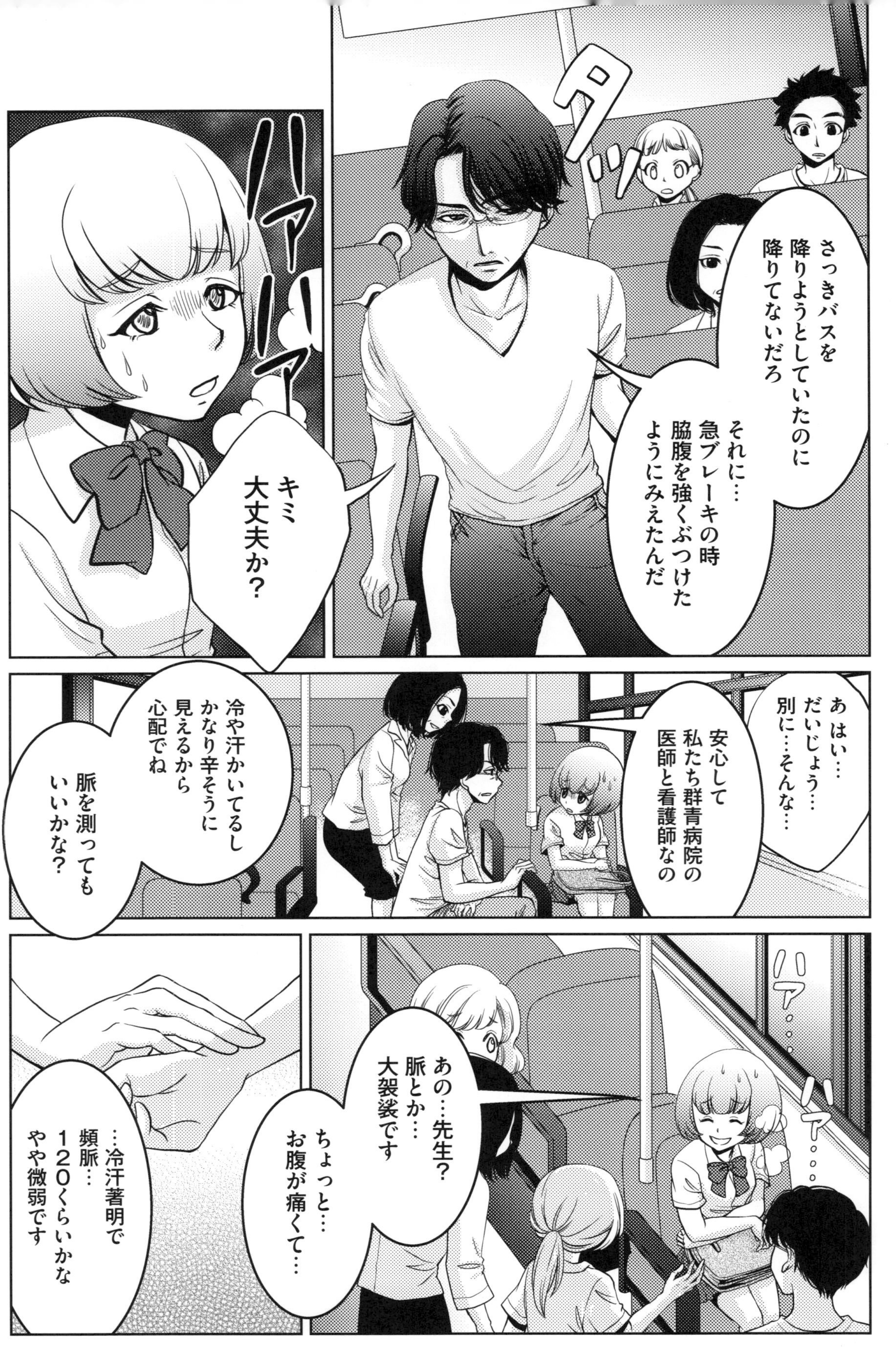
タッ
さっきバスを
降りようとしていたのに
降りてないだろ
それに…
急ブレーキの時
脇腹を強くぶつけた
ようにみえたんだ
ハァ
ハァ
キミ
大丈夫か？
あはい…
だいじょう…
別に…そんな…
安心して
私たち群青病院の
医師と看護師なの
冷や汗かいてるし
かなり辛そうに
見えるから
心配でね
脈を測っても
いいかな？
ハァ…
ハァ…
あの…先生？
脈とか…
大袈裟です
ちょっと…
お腹が痛くて…
…冷汗著明で
頻脈…
120くらいかな
やや微弱です

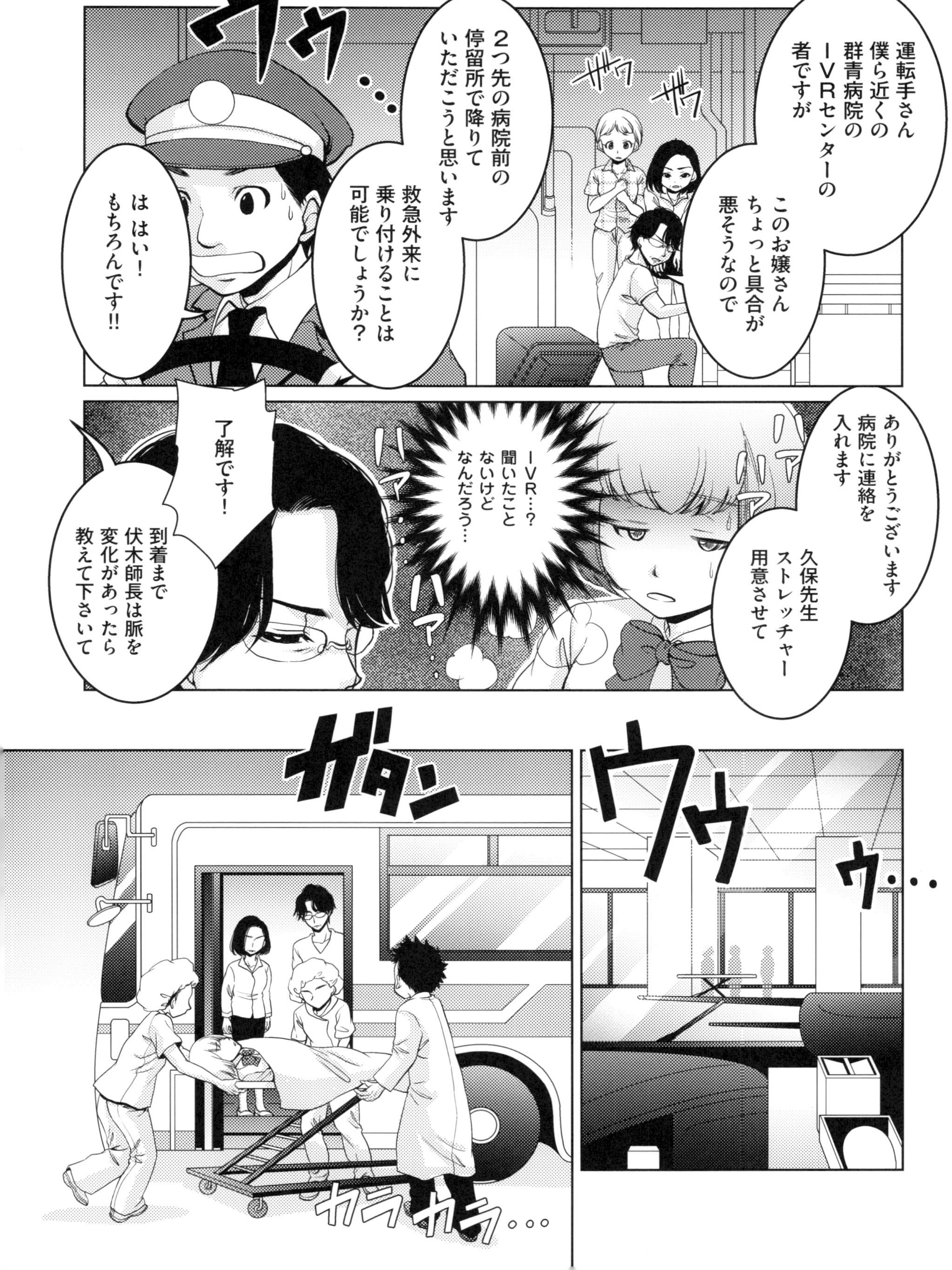
運転手さん 僕ら近くの 群青病院の IVRセンターの 者ですが
ザワ ザワ
このお嬢さん ちょっと具合が 悪そうなので
2つ先の病院前の 停留所で降りて いただこうと思います
救急外来に 乗り付けることは 可能でしょうか？
ウウ…
は はい！ もちろんです!!
ありがとうございます 病院に連絡を 入れます
久保先生 ストレッチャー 用意させて
ハァ ハァ
IVR…？ 聞いたこと ないけど なんだろう…
ハァ… ハァ…
了解です！
到着まで 伏木師長は脈を 変化があったら 教えて下さいて
ガタン
カラカラ…
ウウウ…

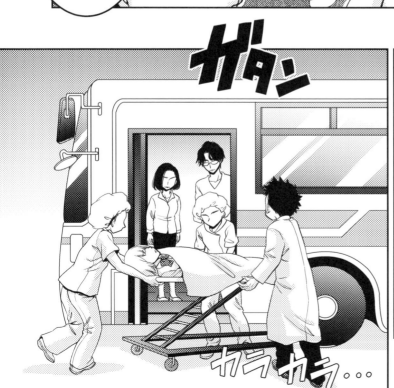

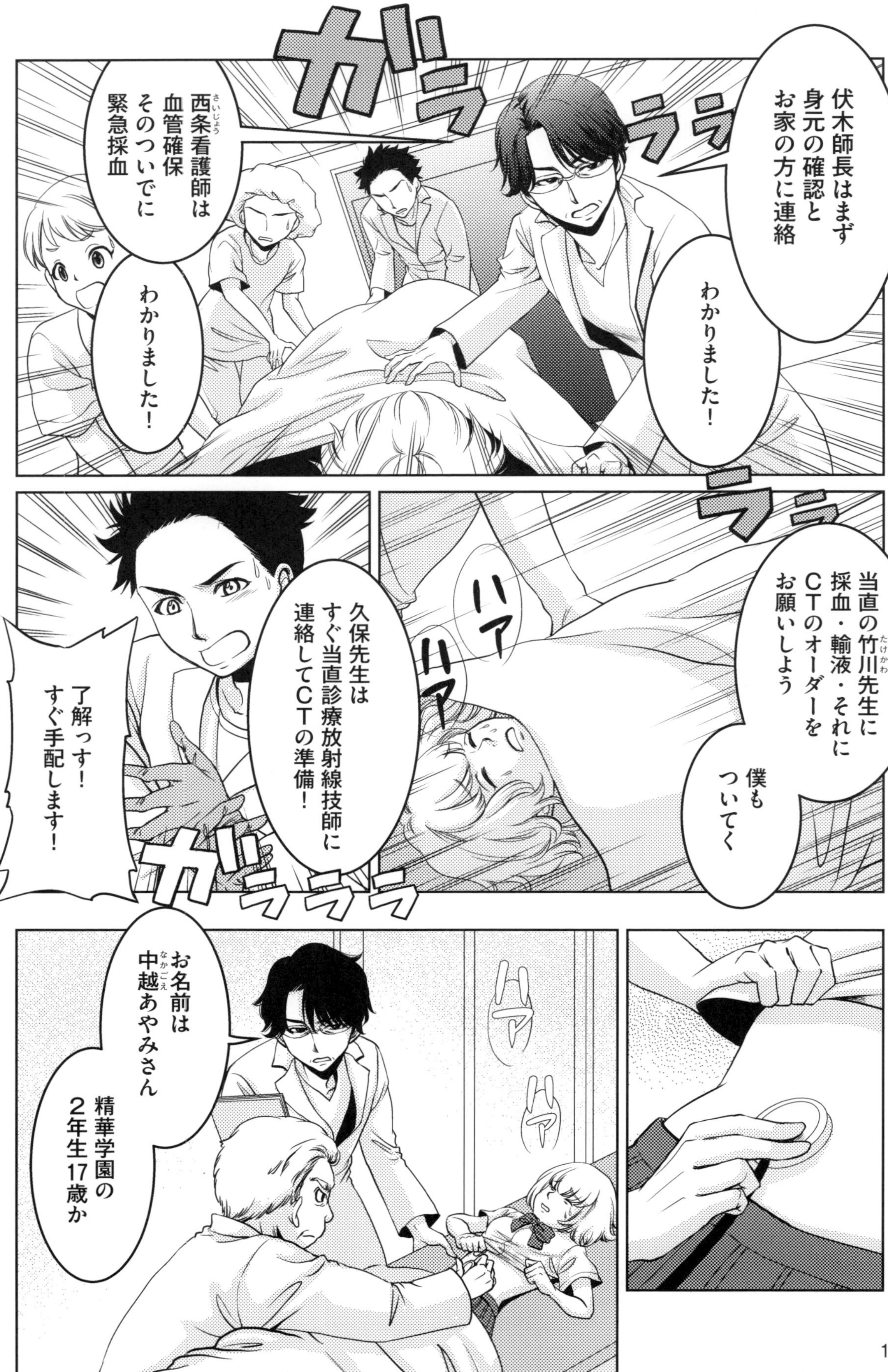
ガラララ
伏木師長はまず身元の確認とお家の方に連絡
わかりました！
西条《さいじょう》看護師は血管確保そのついでに緊急採血
わかりました！
ラララ
当直の竹川《たけかわ》先生に採血・輸液・それにCTのオーダーをお願いしよう
僕もついてく
ハア
ハア
久保先生はすぐ当直診療放射線技師に連絡してCTの準備！
了解っす！すぐ手配します！
ガラララ
お名前は中越《なかごえ》あやみさん
精華学園の2年生17歳か
ハア
ハア

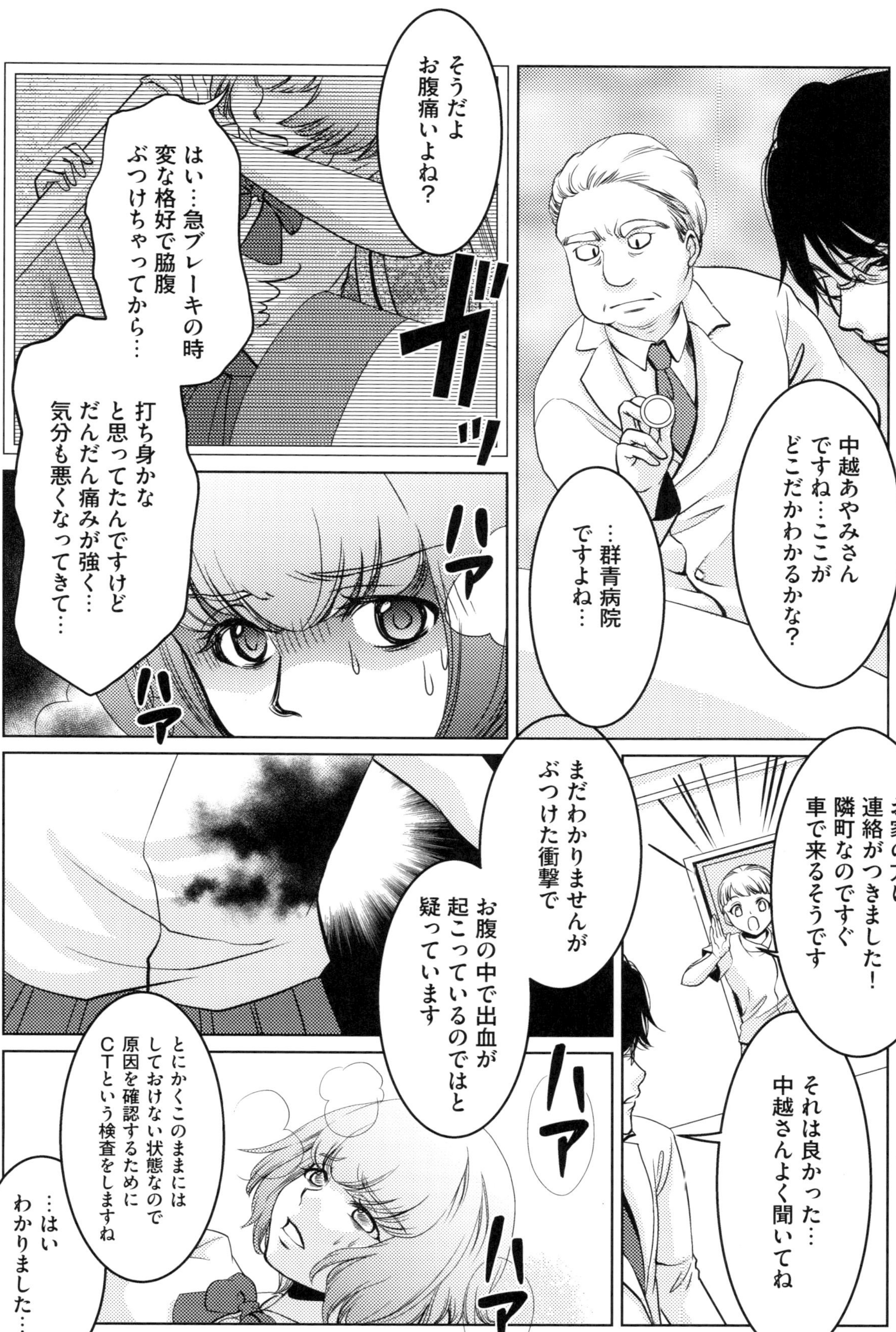
中越あやみさん
ですね…ここが
どこだかわかるかな?
…群青病院
ですよね…
そうだよ
お腹痛いよね?
ガッ
はい…急ブレーキの時
変な格好で脇腹
ぶつけちゃってから…
打ち身かな
と思ってたんですけど
だんだん痛みが強く…
気分も悪くなってきて…
ハァ
ハァ
お家の方に
連絡がつきました!
隣町なのですぐ
車で来るそうです
まだわかりませんが
ぶつけた衝撃で
お腹の中で出血が
起こっているのではと
疑っています
それは良かった…
中越さんよく聞いてね
とにかくこのままには
しておけない状態なので
原因を確認するために
CTという検査をしますね
…はい
わかりました…
ハァ
ハァ

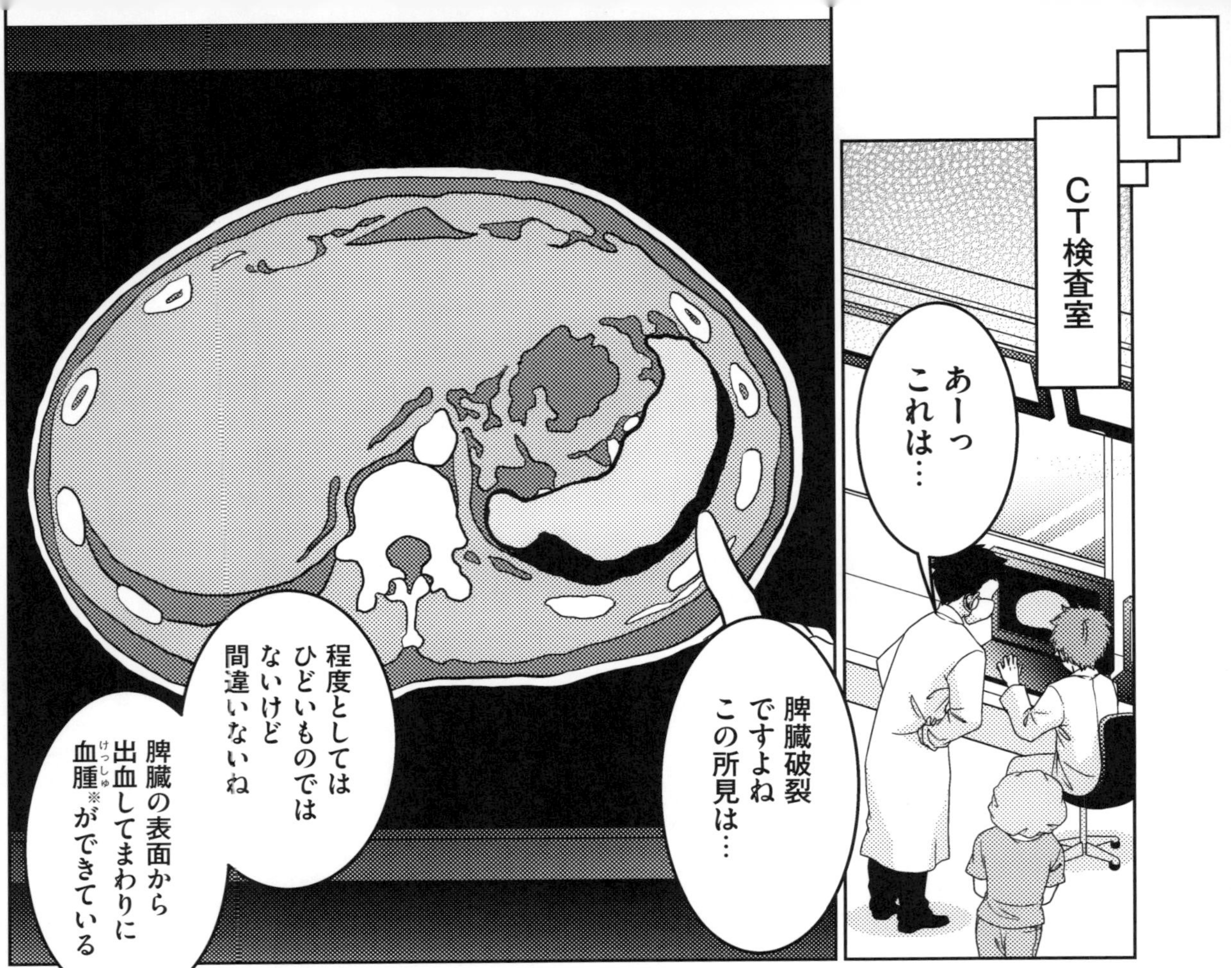

※血腫：出血した血が固まり、こぶになったもの。

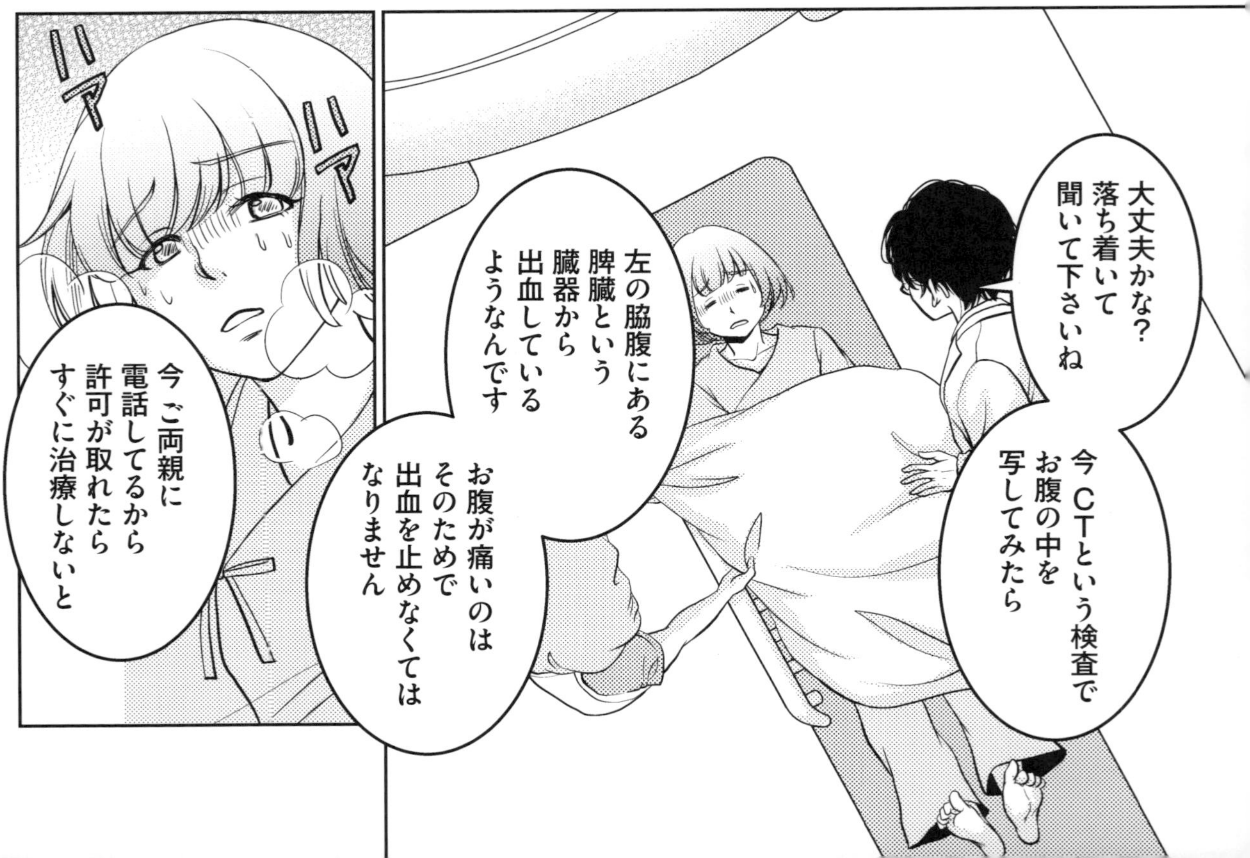

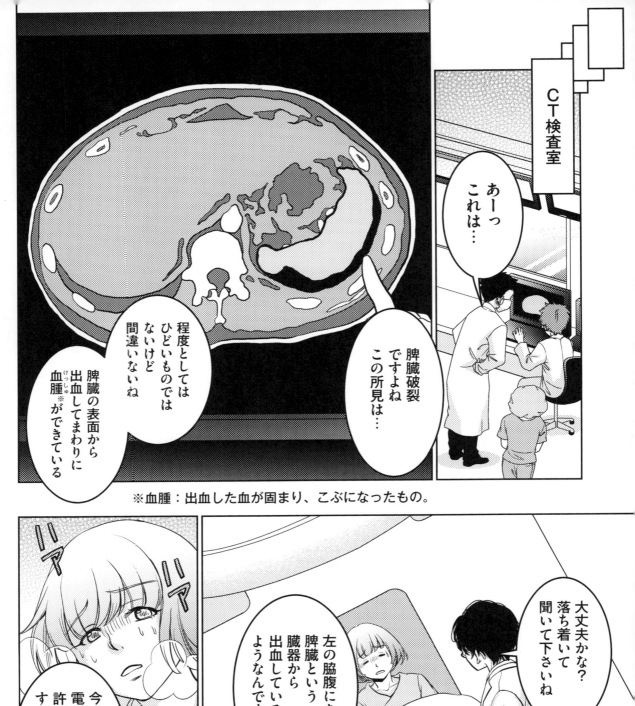

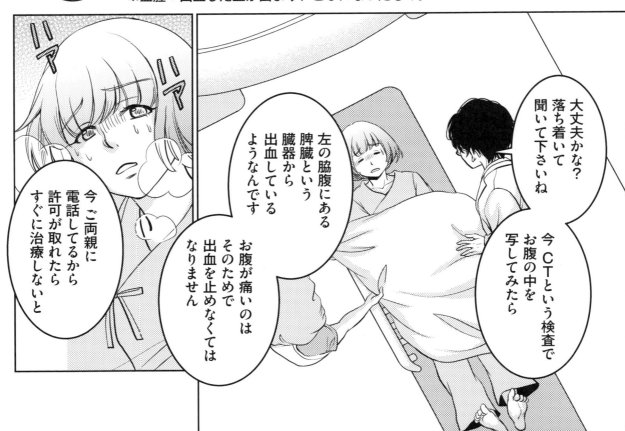

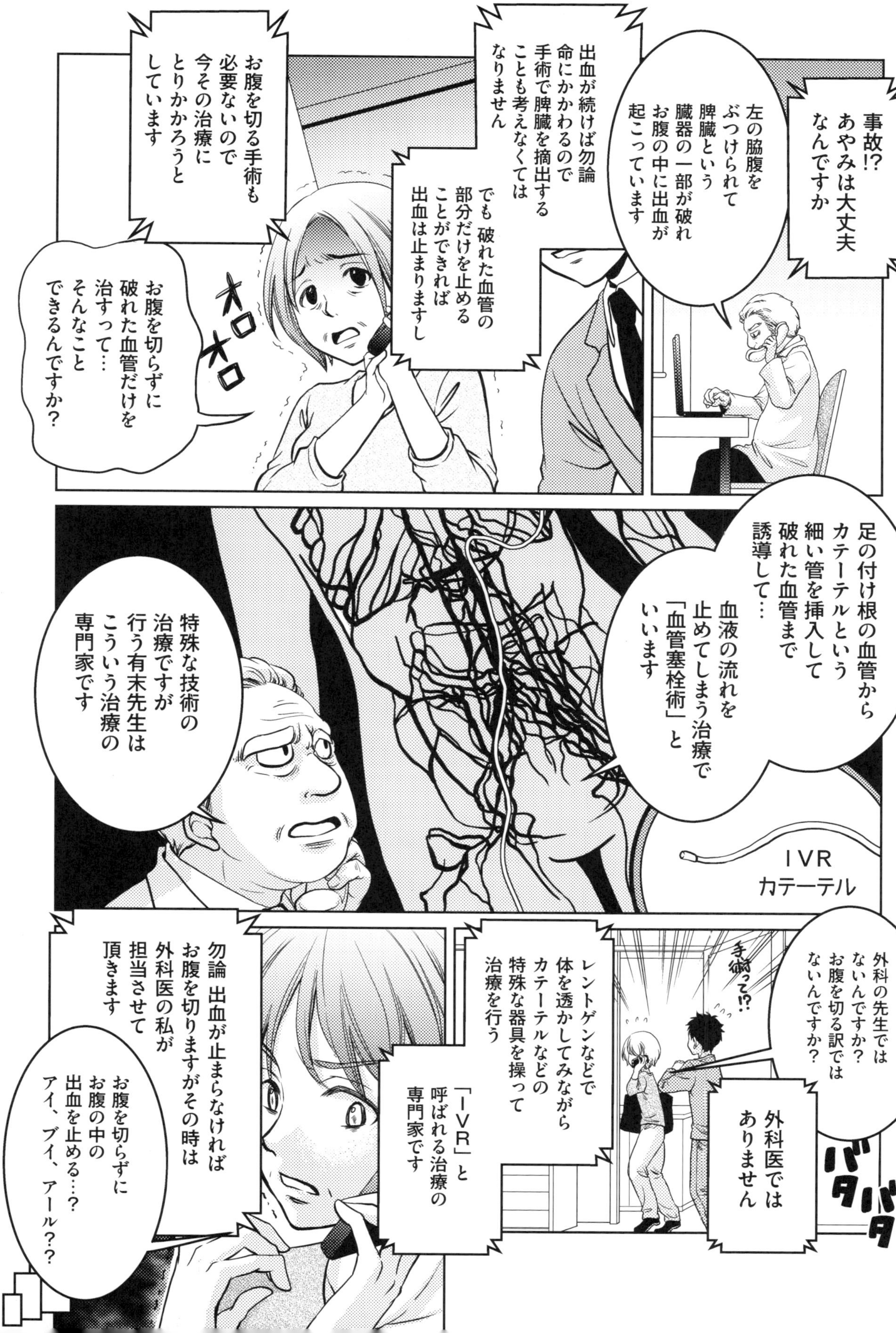
事故!? あやみは大丈夫なんですか
左の脇腹をぶつけられて脾臓という臓器の一部が破れお腹の中に出血が起こっています
出血が続けば勿論命にかかわるので手術で脾臓を摘出することも考えなくてはなりません
でも 破れた血管の部分だけを止めることができれば出血は止まりますし
お腹を切る手術も必要ないので今その治療にとりかかろうとしています
オロオロ
お腹を切らずに破れた血管だけを治すって… そんなことできるんですか?
足の付け根の血管からカテーテルという細い管を挿入して破れた血管まで誘導して…
血液の流れを止めてしまう治療で「血管塞栓術」といいます
IVR
カテーテル
特殊な技術の治療ですが行う有末先生はこういう治療の専門家です
外科の先生ではないんですか? お腹を切る訳ではないんですか?
手術って!?
外科医ではありません
バタバタ
レントゲンなどで体を透かしてみながらカテーテルなどの特殊な器具を操って治療を行う
「IVR」と呼ばれる治療の専門家です
勿論 出血が止まらなければお腹を切りますがその時は外科医の私が担当させて頂きます
お腹を切らずにお腹の中の出血を止める…? アイ、ブイ、アール??

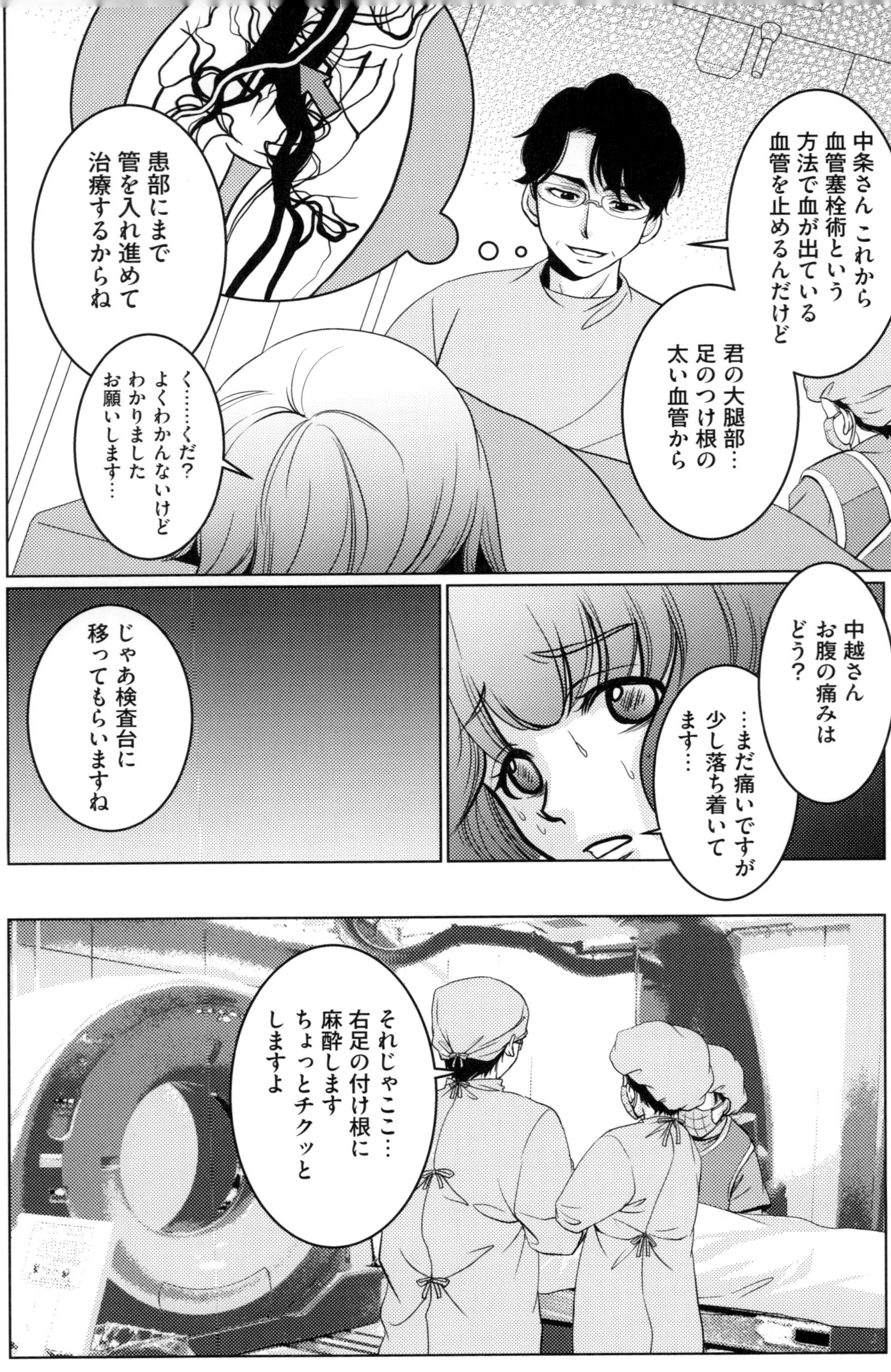

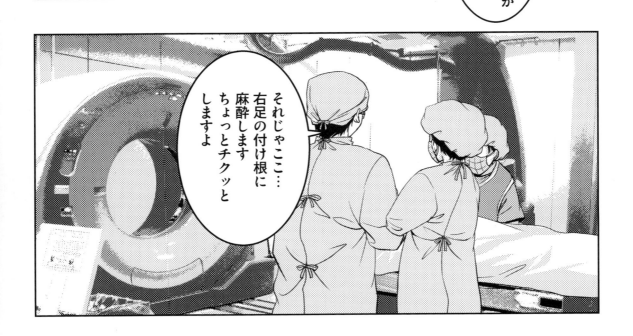

中条さん これから血管塞栓術という方法で血が出ている血管を止めるんだけど
君の大腿部…足のつけ根の太い血管から
患部にまで管を入れ進めて治療するからね
く……くだ？よくわかんないけどわかりましたお願いします…
中越さんお腹の痛みはどう？
…まだ痛いですが少し落ち着いてます…
じゃあ検査台に移ってもらいますね
それじゃここ…右足の付け根に麻酔しますちょっとチクッとしますよ

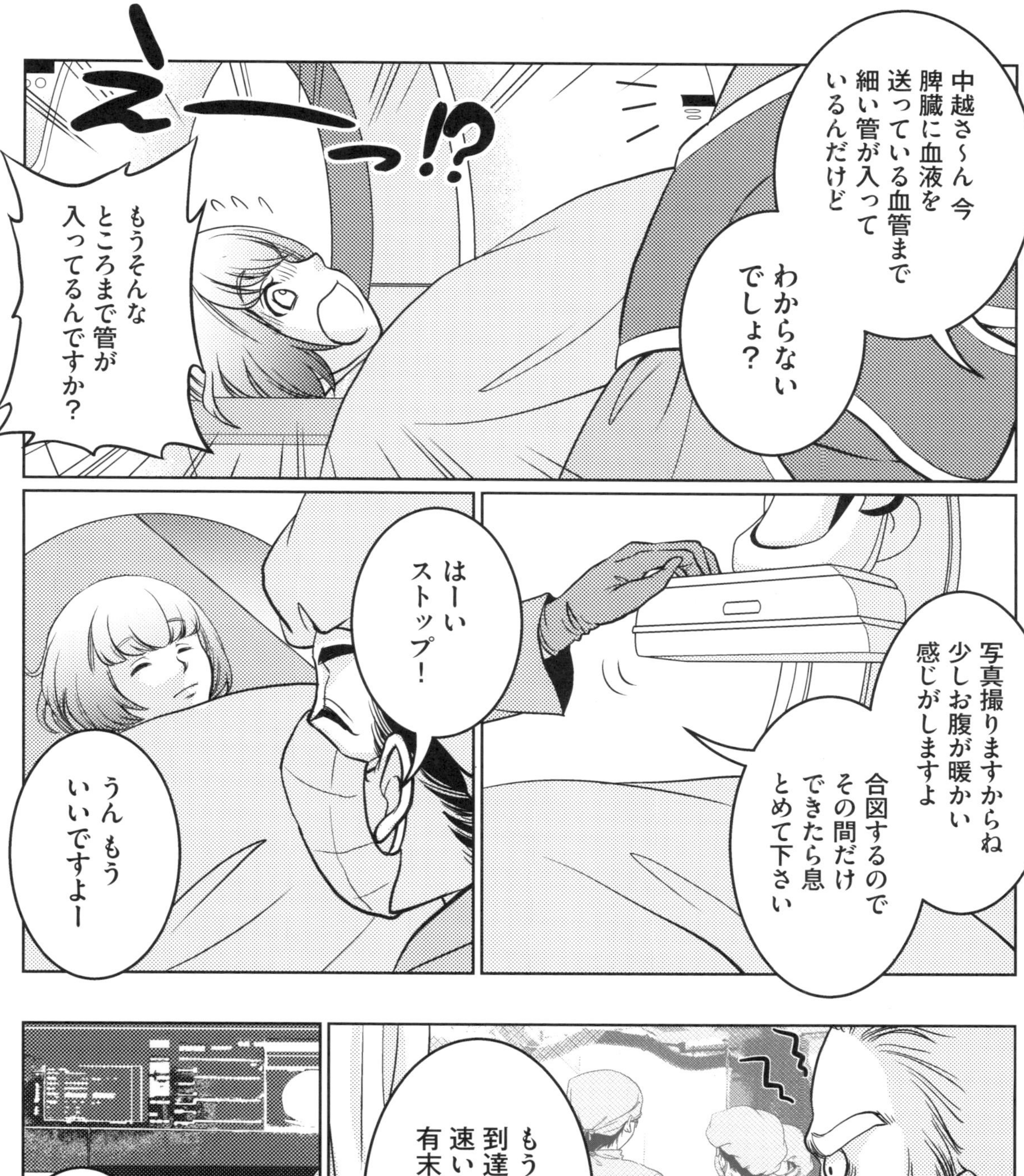
中越さ～ん 今
脾臓に血液を
送っている血管まで
細い管が入って
いるんだけど
わからない
でしょ？
えーーっ!?
もうそんな
ところまで管が
入ってるんですか？
写真撮りますからね
少しお腹が暖かい
感じがしますよ
合図するので
その間だけ
できたら息
とめて下さい
はーい
ストップ！
うん もう
いいですよー
もう脾臓に
到達したか…
速い…さすがは
有末先生だ…
DSA画像
出ます！

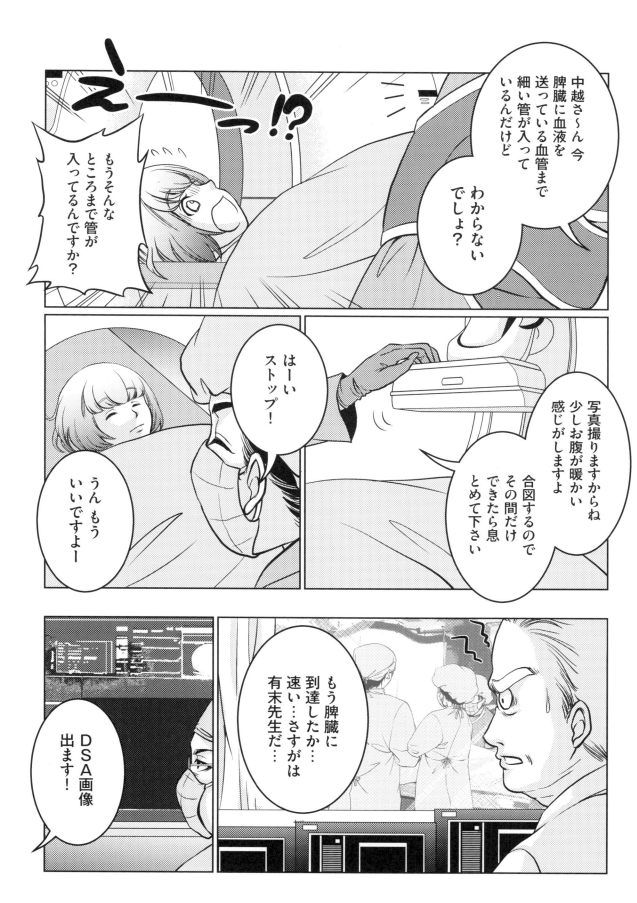

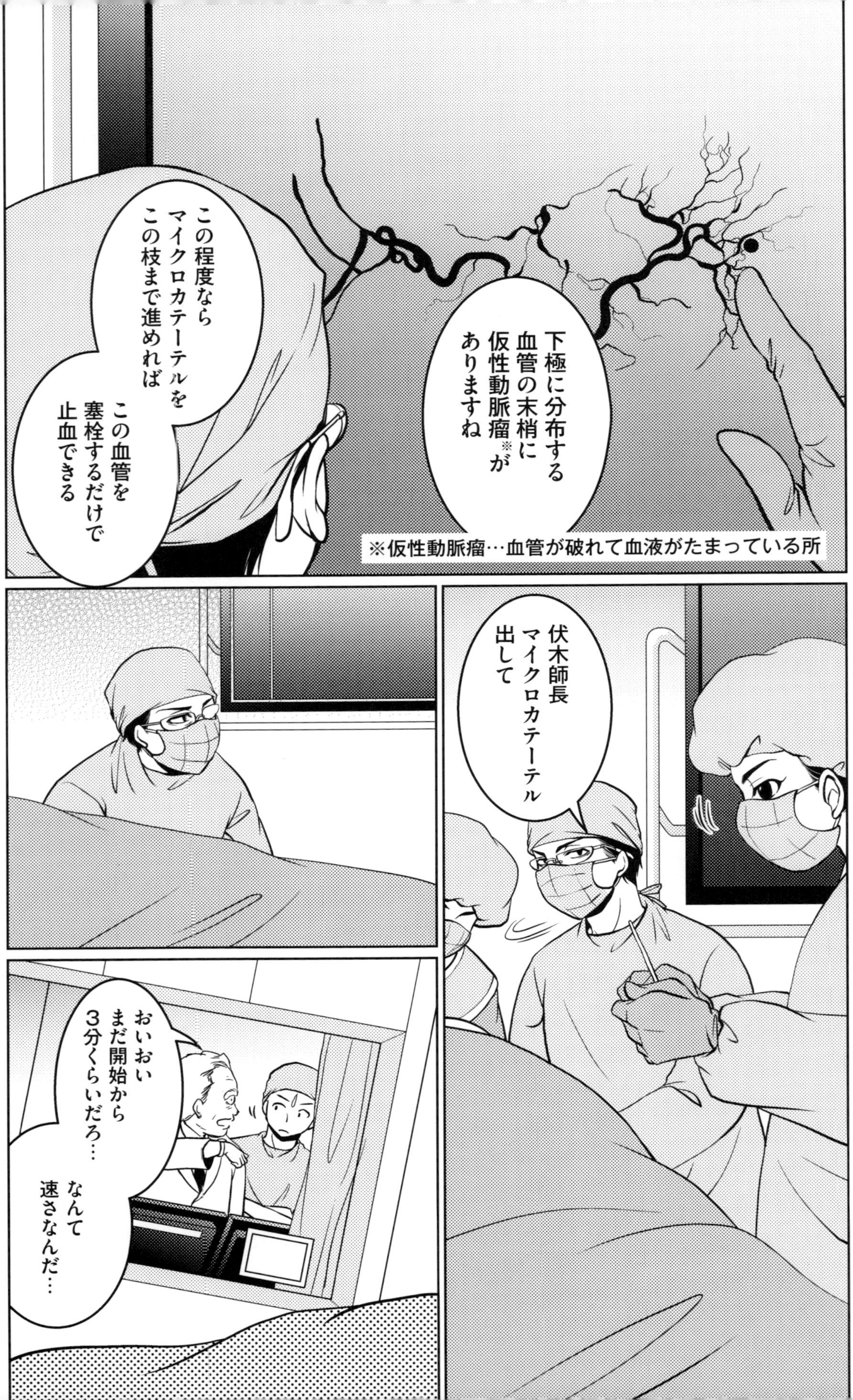
下極に分布する血管の末梢に仮性動脈瘤※がありますね
この程度ならマイクロカテーテルをこの枝まで進めれば
この血管を塞栓するだけで止血できる
※仮性動脈瘤…血管が破れて血液がたまっている所
伏木師長マイクロカテーテル出して
おいおいまだ開始から3分くらいだろ…
なんて速さなんだ…

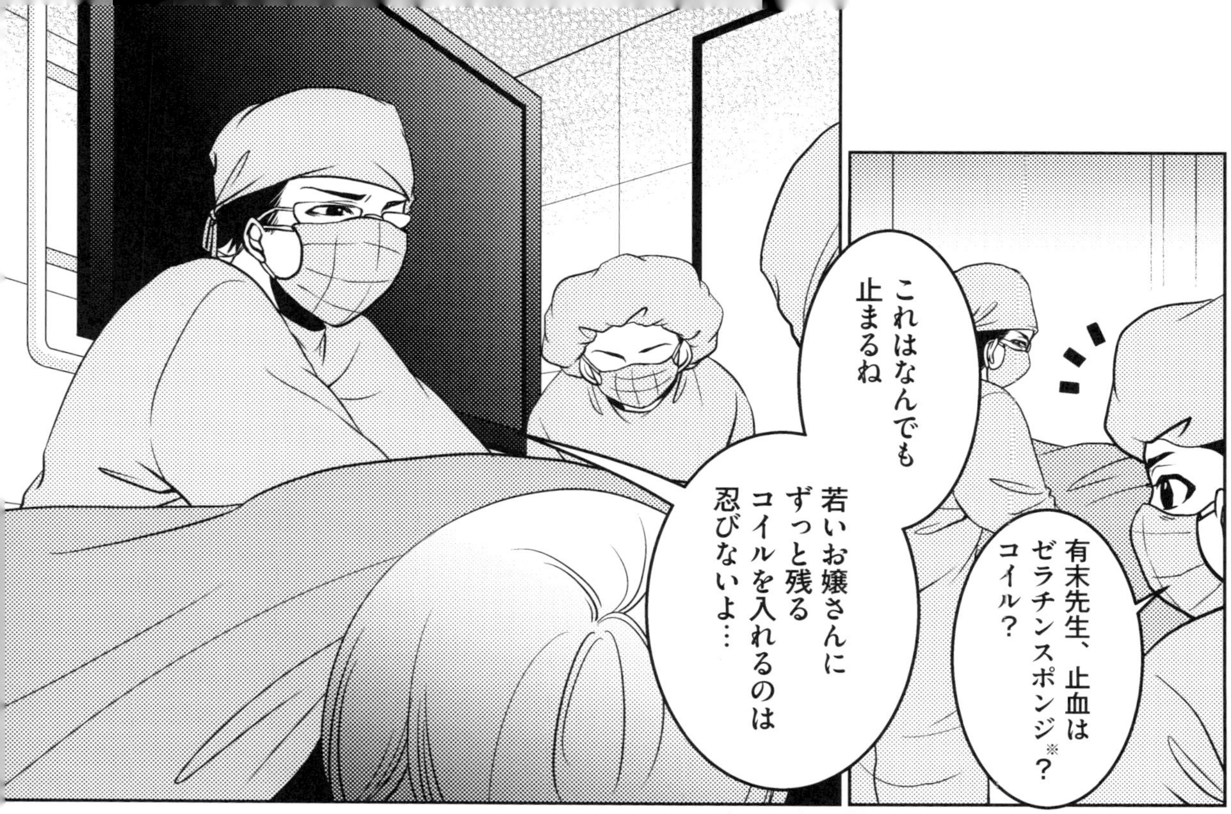

※コイルは金属製で、一度入れると永久に残る。
ゼラチンスポンジは数週間で吸収される。

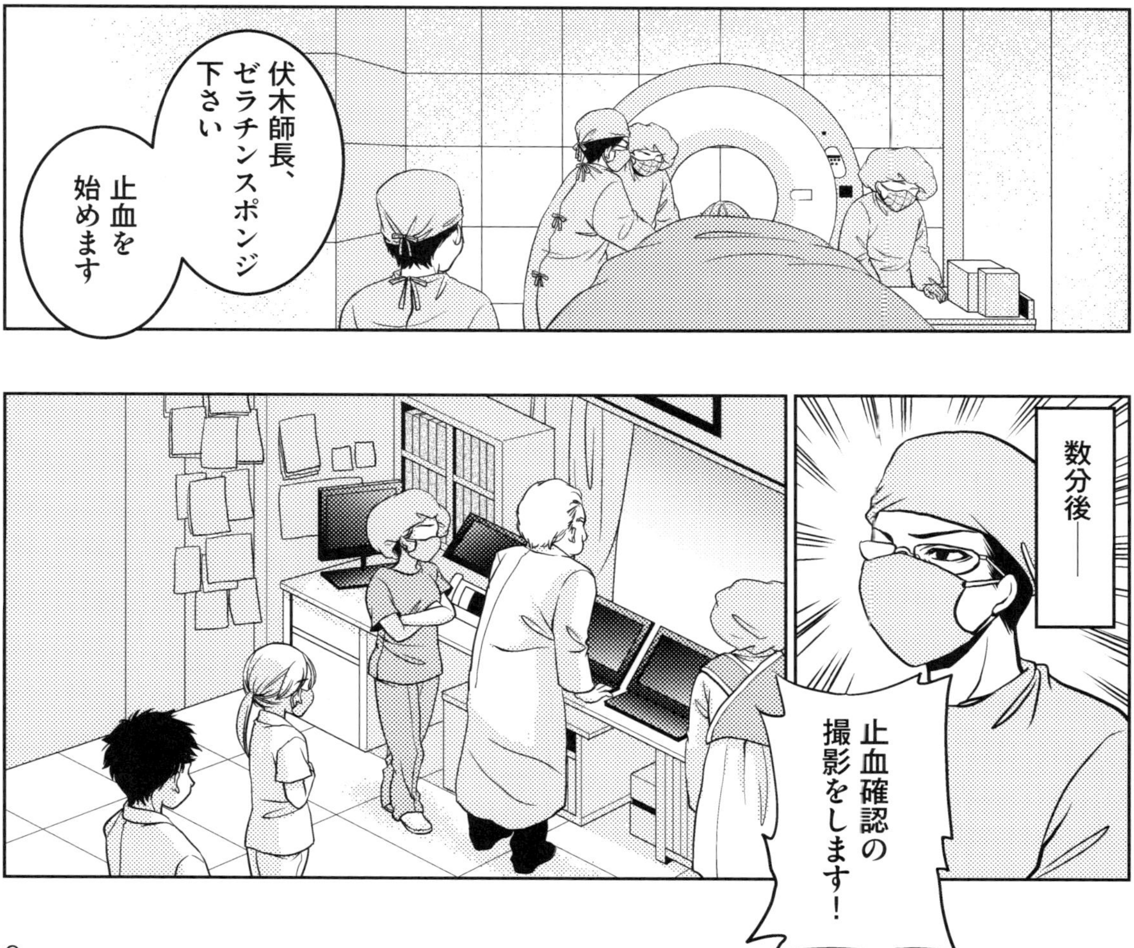

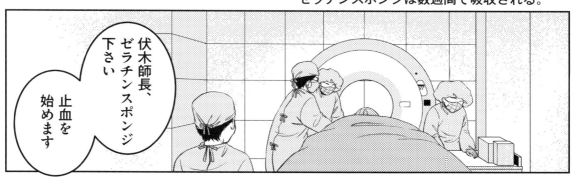

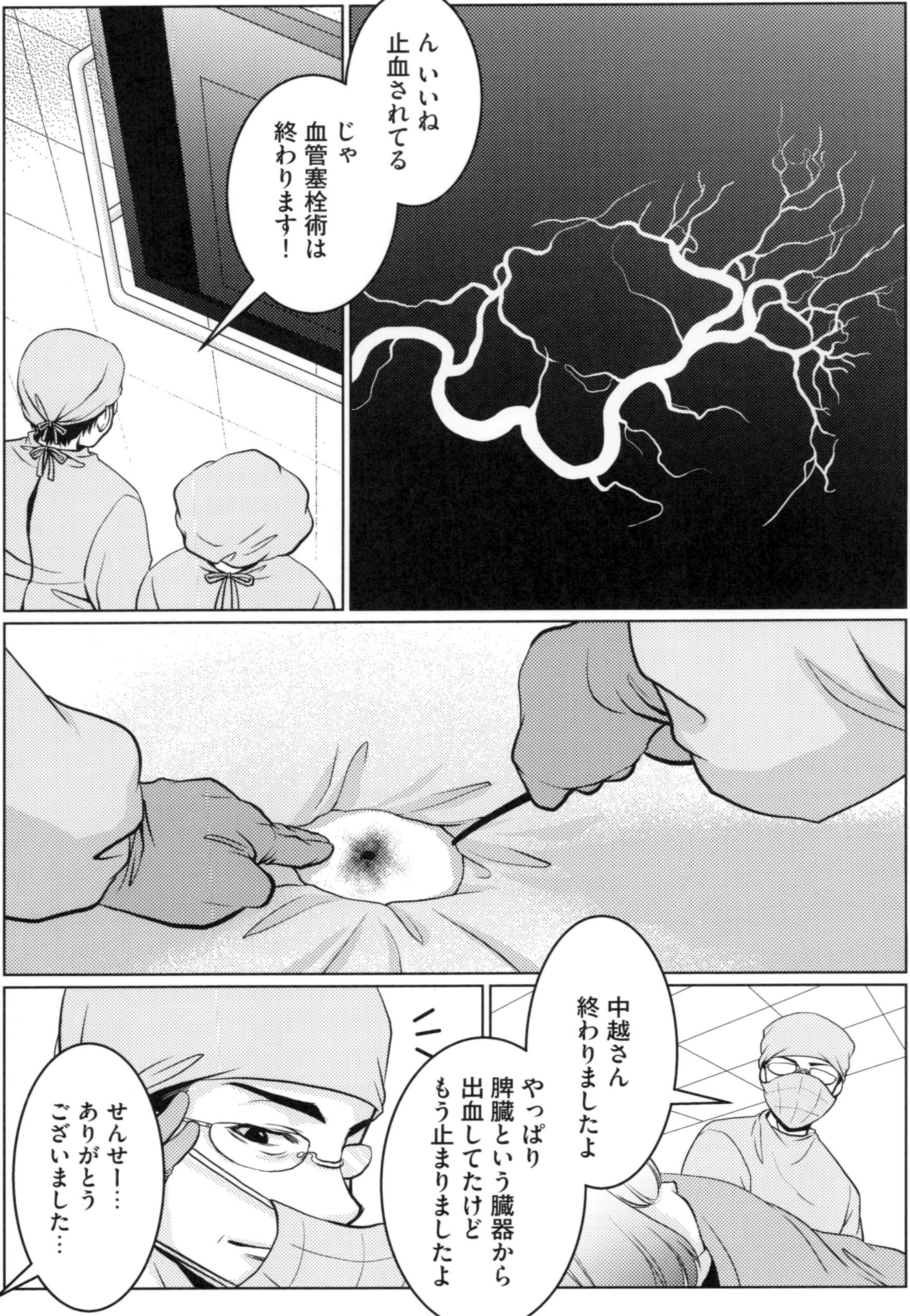
んいいいね
止血されてる
じゃ
血管塞栓術は
終わります！
中越さん
終わりましたよ
やっぱり
脾臓という臓器から
出血してたけど
もう止まりましたよ
せんせー…
ありがとう
ございました…

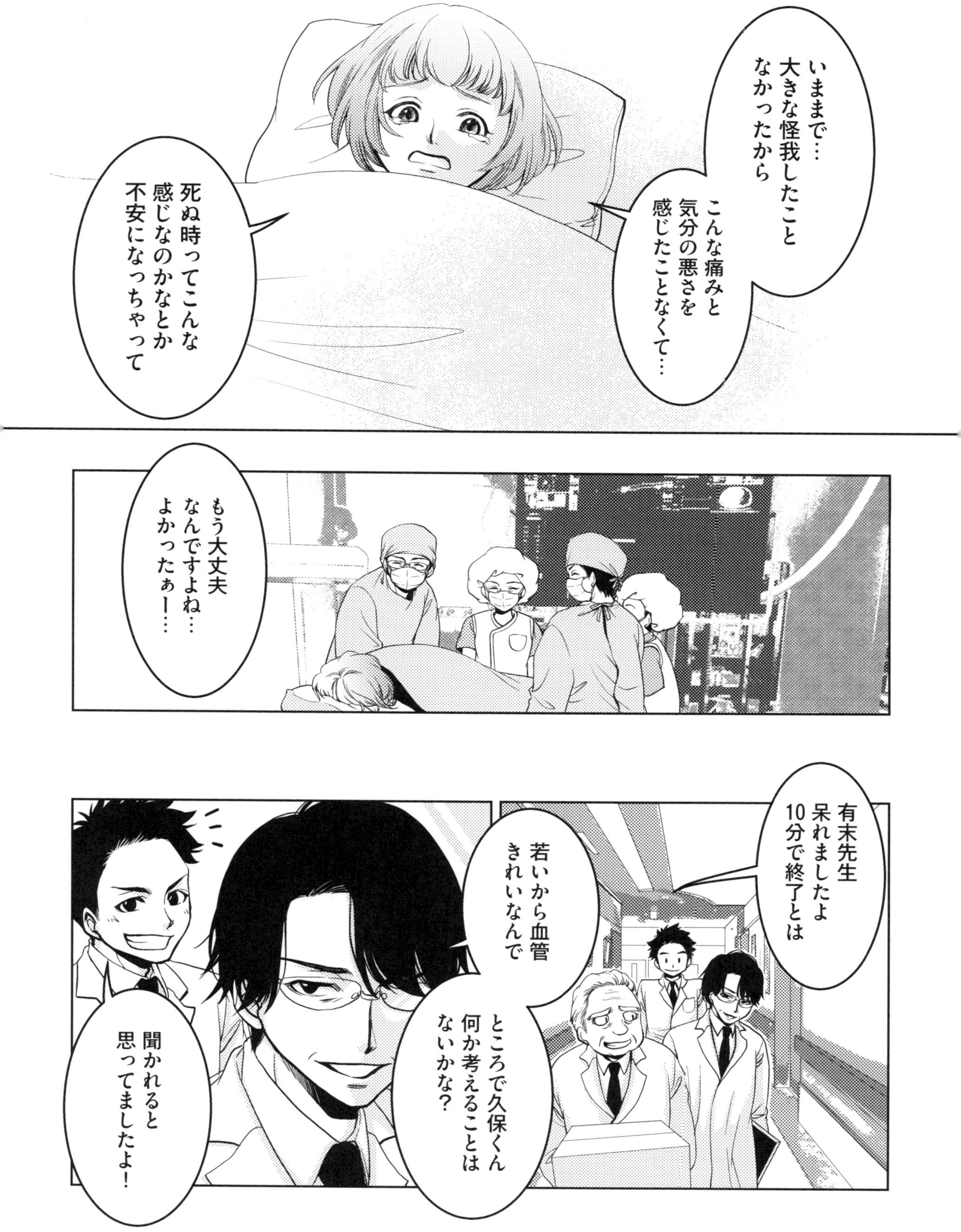
いままで…大きな怪我したことなかったから
こんな痛みと気分の悪さを感じたことなくて…
死ぬ時ってこんな感じなのかなとか不安になっちゃって
もう大丈夫なんですよね…よかったぁー…
有末先生呆れましたよ10分で終了とは
若いから血管きれいなんで
ところで久保くん何か考えることはないかな?
聞かれると思ってましたよ!

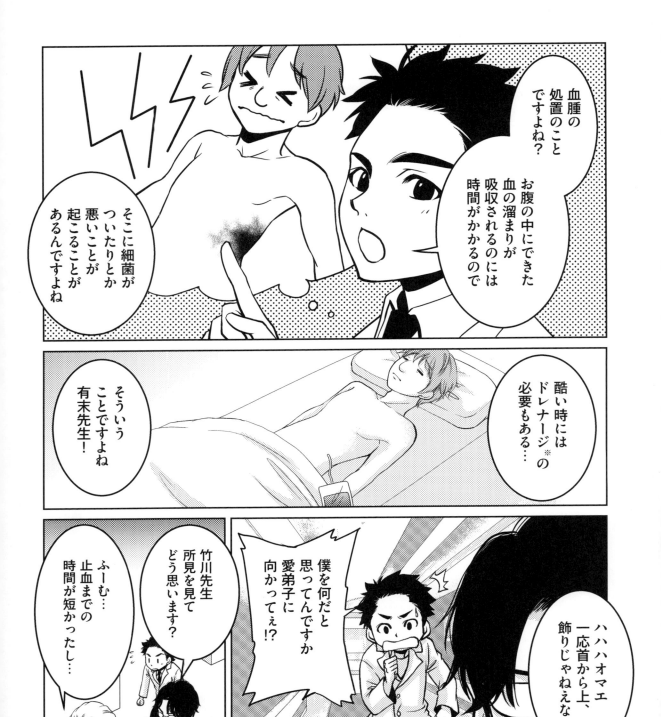

※ドレナージ：管を刺して溜まったものを抜き取る処置

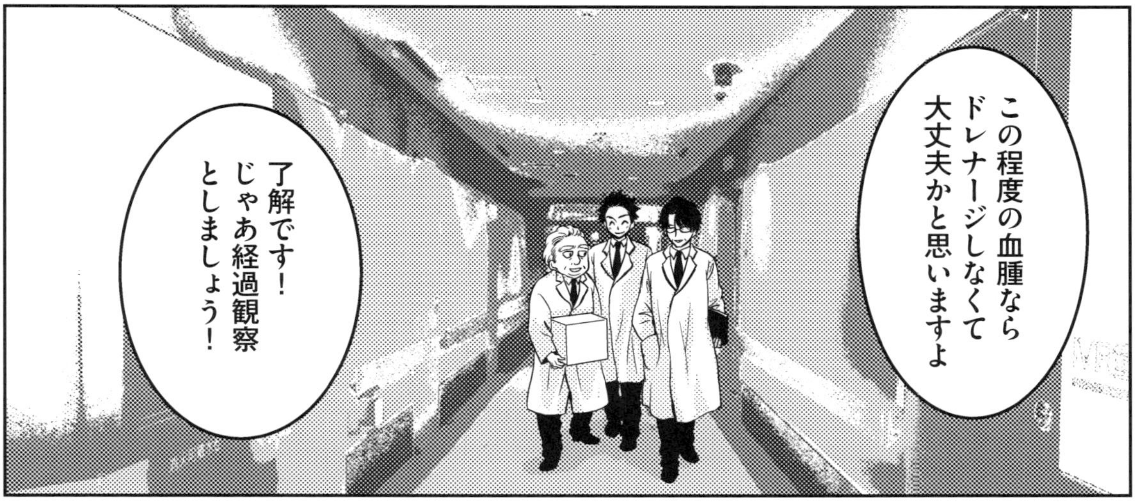
この程度の血腫なら
ドレナージしなくて
大丈夫かと思いますよ
了解です！
じゃあ経過観察
としましょう！

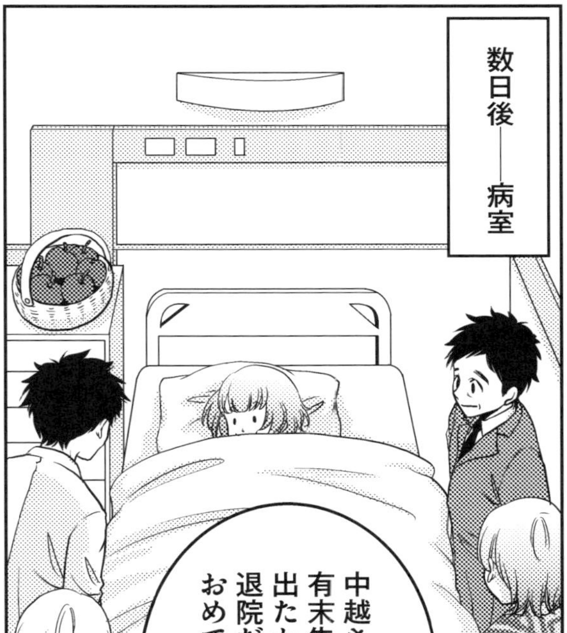
数日後――病室
中越さん、
有末先生のOK
出たから明日
退院だよ！
おめでとう！

先生方
本当にありがとう
ございました…
病院からお電話
いただいた時は
すっかり動転して
しまったんですけど…

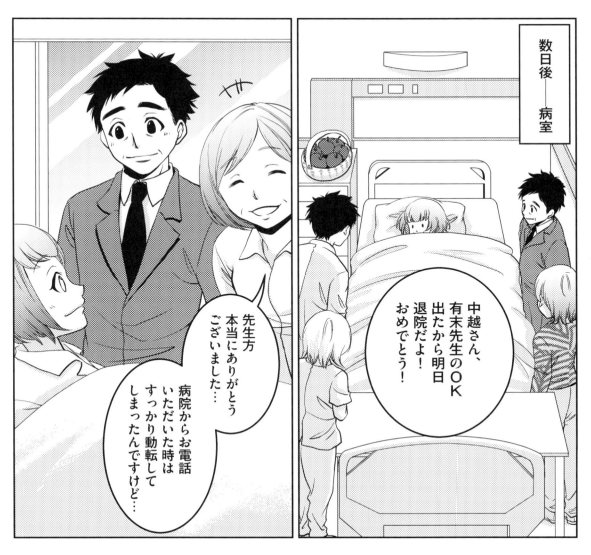

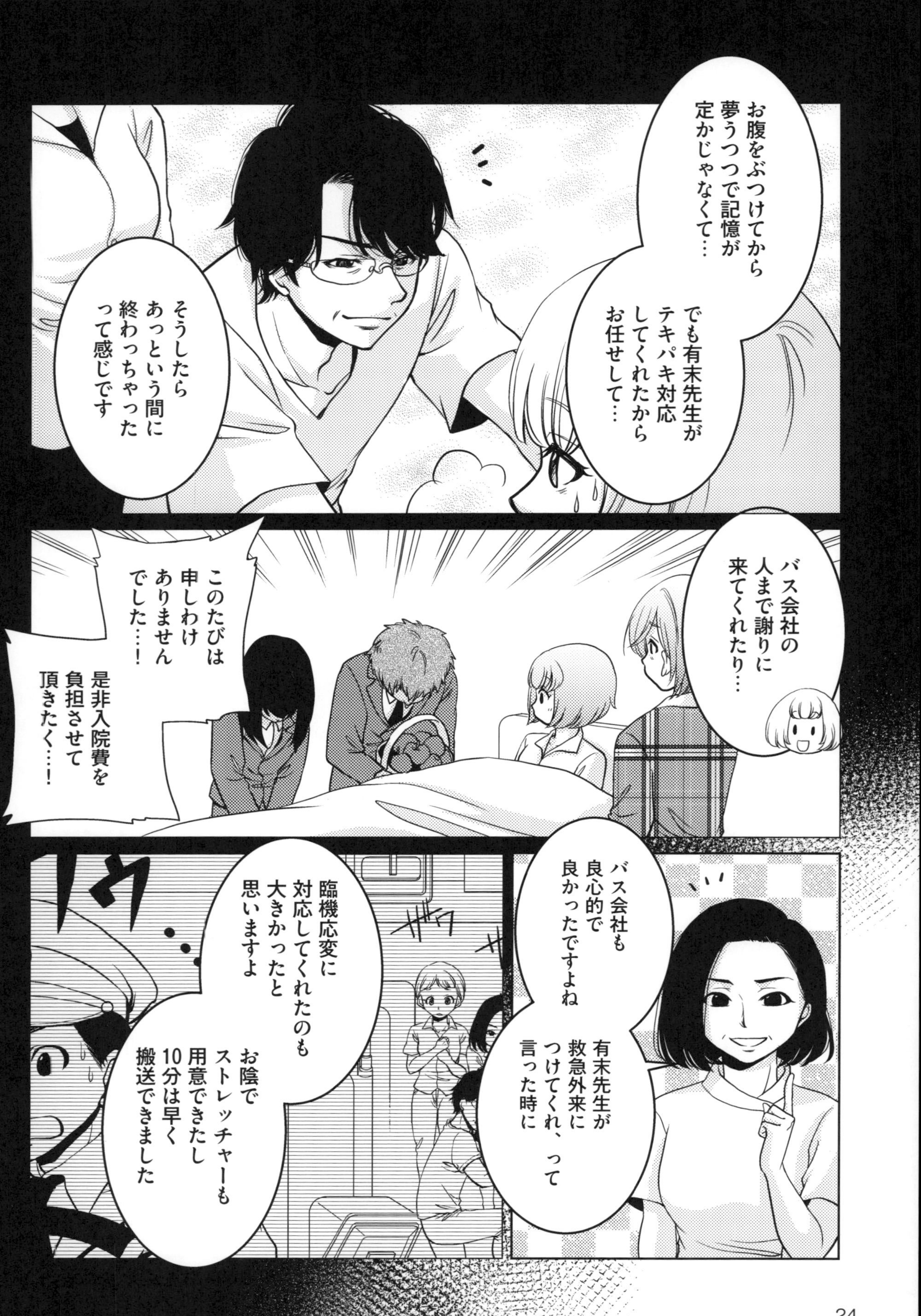
お腹をぶつけてから夢うつつで記憶が定かじゃなくて…
でも有末先生がテキパキ対応してくれたからお任せして…
そうしたらあっという間に終わっちゃったって感じです
バス会社の人まで謝りに来てくれたり…
このたびは申しわけありませんでした…!
是非入院費を負担させて頂きたく…!
バス会社も良心的で良かったですよね
有末先生が救急外来につけてくれ、って言った時に
臨機応変に対応してくれたのも大きかったと思いますよ
お陰でストレッチャーも用意できたし10分は早く搬送できました
ザワ

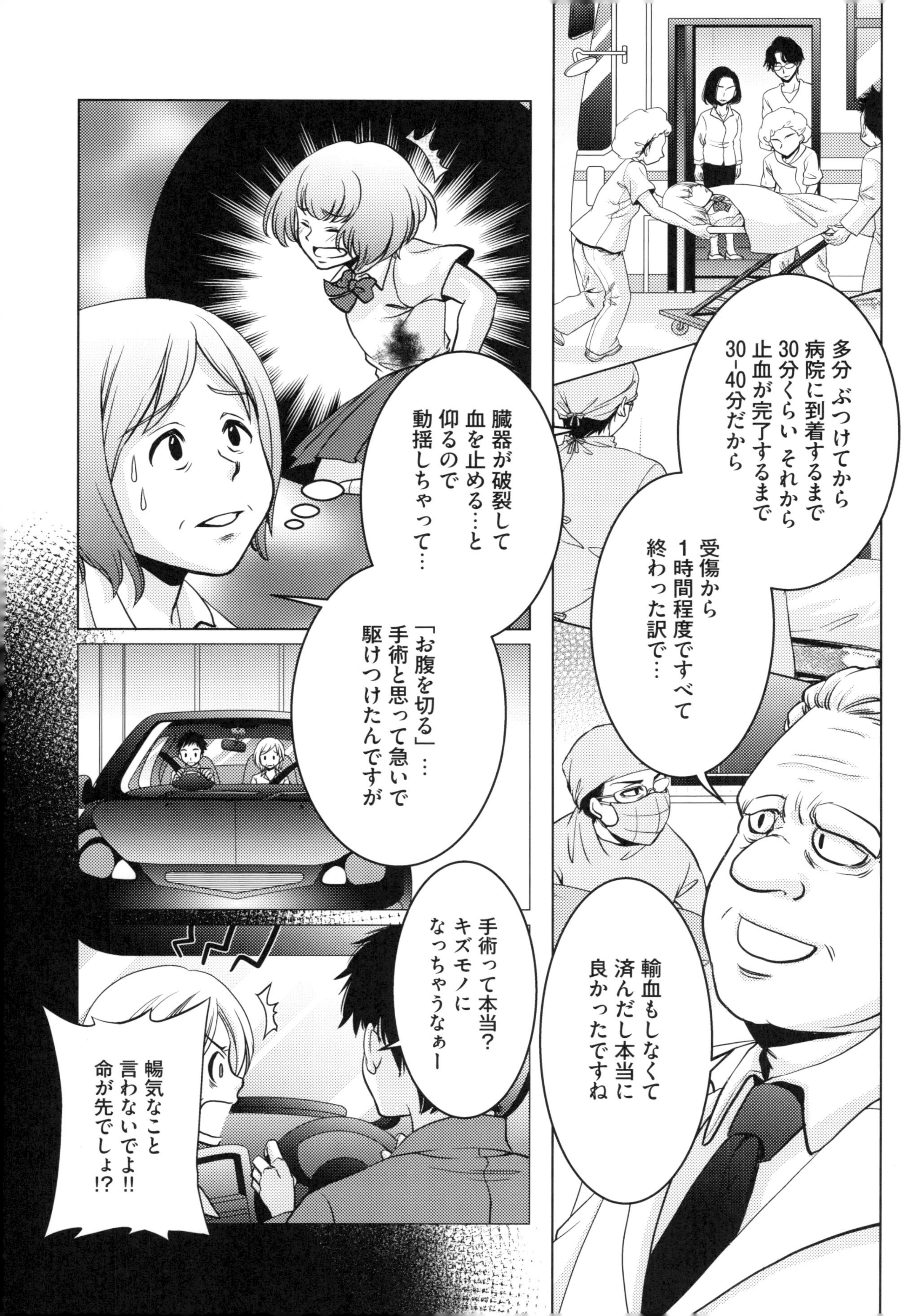
多分 ぶつけてから 病院に到着するまで 30分くらい それから 止血が完了するまで 30-40分だから
受傷から 1時間程度ですべて 終わった訳で…
輸血もしなくて 済んだし本当に 良かったですね
臓器が破裂して 血を止める…と 仰るので 動揺しちゃって…
「お腹を切る」… 手術と思って急いで 駆けつけたんですが
手術って本当? キズモノに なっちゃうなぁー
暢気なこと 言わないでよ!! 命が先でしょ!?

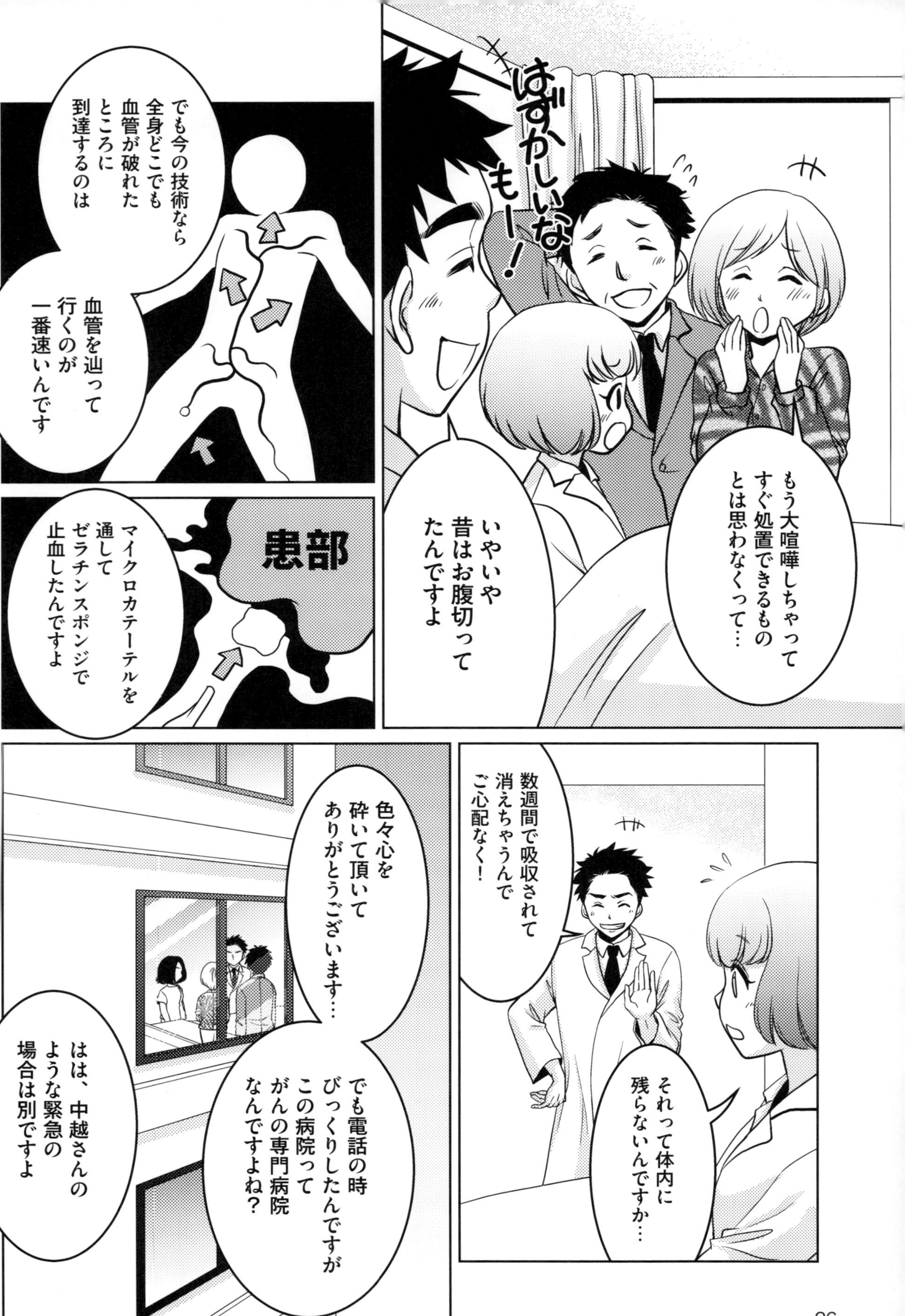
はずかしいなもー!
もう大喧嘩しちゃってすぐ処置できるものとは思わなくって…
いやいや昔はお腹切ってたんですよ
でも今の技術なら全身どこでも血管が破れたところに到達するのは
血管を辿って行くのが一番速いんです
患部
マイクロカテーテルを通してゼラチンスポンジで止血したんですよ
数週間で吸収されて消えちゃうんでご心配なく!
それって体内に残らないんですか…
色々心を砕いて頂いてありがとうございます…
でも電話の時びっくりしたんですがこの病院ってがんの専門病院なんですよね?
はは、中越さんのような緊急の場合は別ですよ

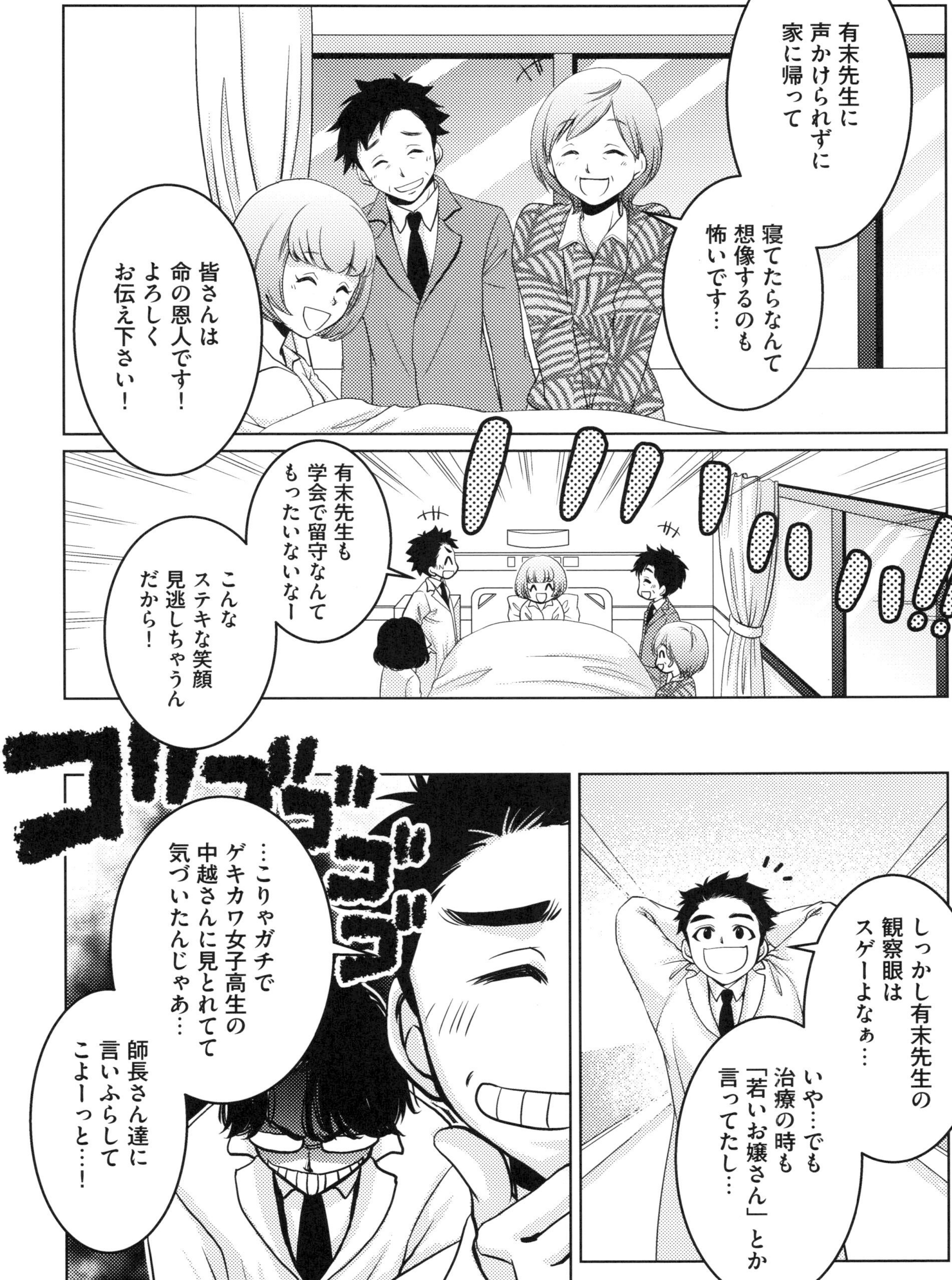
有末先生に声かけられずに家に帰って
寝てたらなんて想像するのも怖いです…
皆さんは命の恩人です！よろしくお伝え下さい！
！！！！！！！！
有末先生も学会で留守なんてもったいないなー
こんなステキな笑顔見逃しちゃうんだから！
しっかし有末先生の観察眼はスゲーよなぁ…
いや…でも治療の時も「若いお嬢さん」とか言ってたし…
ゴゴゴゴゴ
…こりゃガチでゲキカワ女子高生の中越さんに見とれてて気づいたんじゃあ…
師長さん達に言いふらしてこよーっと…！

血管塞栓術

血管塞栓術は、血管の中に塞栓物質と呼ばれるものを詰めることで血液の流れを止めてしまうもの。川の中に大きなブロックを投げ込んで川を堰き止めてしまうのに似ている。川だと溢れた水で洪水になってしまうが、人間の血管の場合大抵はたくさんの運河のような血管で他の血管と縦横に繋がっているので、洪水にはならない。それでいて、詰めた先は、干上がって血液がいかなくなってしまう。だから、血管が破けていればこの方法で出血を止める。外科医が血管を縛るのと同じ原理だが、血管を辿って出血部位まで行くので、手術より短い時間で血管が破れた部位に到達できる。このため、交通事故や出産後に出血が止まらないなど緊急の場面では、中心的な治療のひとつとなっている。また、腫瘍も血液から栄養をもらって生きているので、血がこなくなれば育ちづらくなるし、時には死に絶えてしまう。そんな理由で、がんの治療にもしばしば用いられる。血管を詰めるのに使用される塞栓物質には、しばらくすると溶けてしまうものや、逆に永久に体の中に残る金属製のものなどがあり、目的により使い分けられる。塞栓物質を目的の部位まで到達させるのがカテーテルと呼ばれる細い管で、鉛筆が通るような太いものから、髪の毛のような細いものまで、さまざまな種類があり、これを如何に素早く目的の部位まで到達できるかが、IVR医の腕のみせどころでもある。血管塞栓術は広く行われているIVRの代表的なものと言える。

第2章

愛娘の結婚式

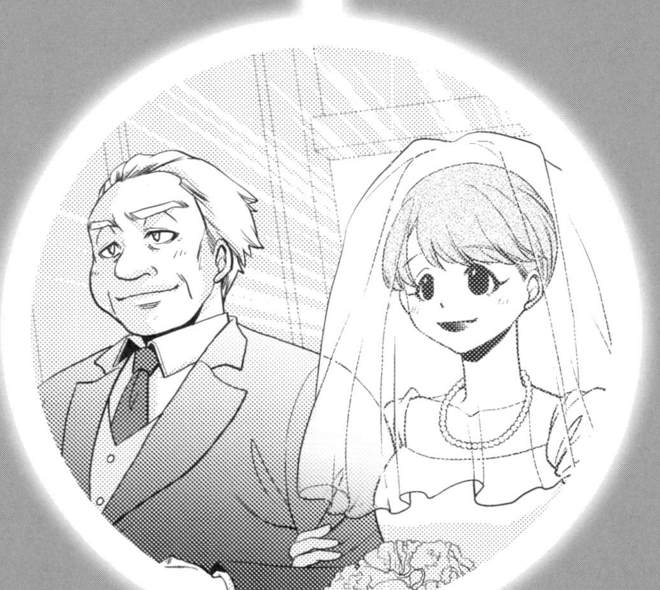

第2章 愛娘の結婚式

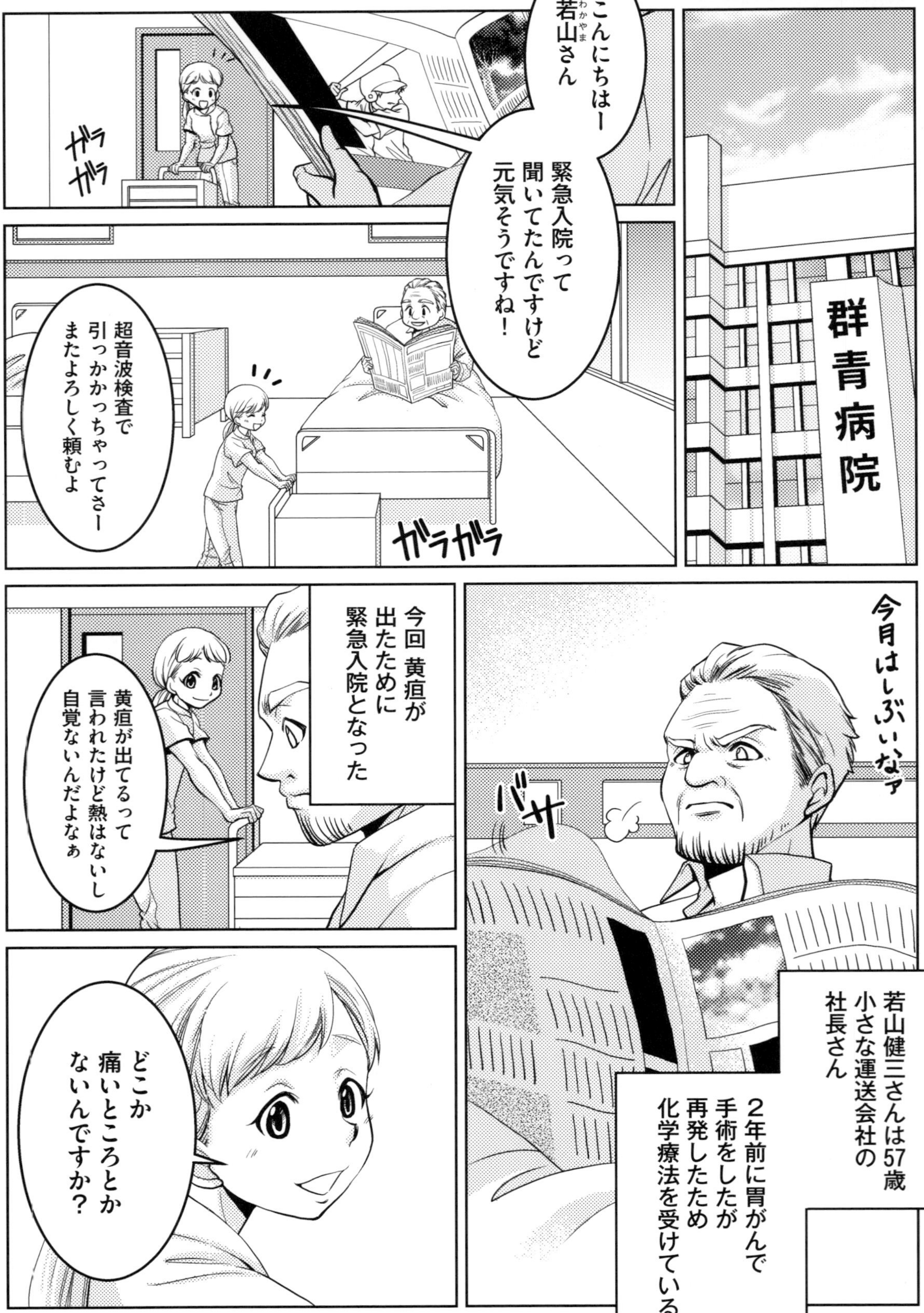

群青病院
こんにちはー若山《わかやま》さん
緊急入院って聞いてたんですけど元気そうですね！
ガラガラ
ガラガラ
超音波検査で引っかかっちゃってさーまたよろしく頼むよ
今月はしぶいなァ
バサ
若山健三さんは57歳 小さな運送会社の社長さん
2年前に胃がんで手術をしたが再発したため化学療法を受けている
今回 黄疸が出たために緊急入院となった
黄疸が出てるって言われたけど熱はないし自覚ないんだよなぁ
どこか痛いところとかないんですか？

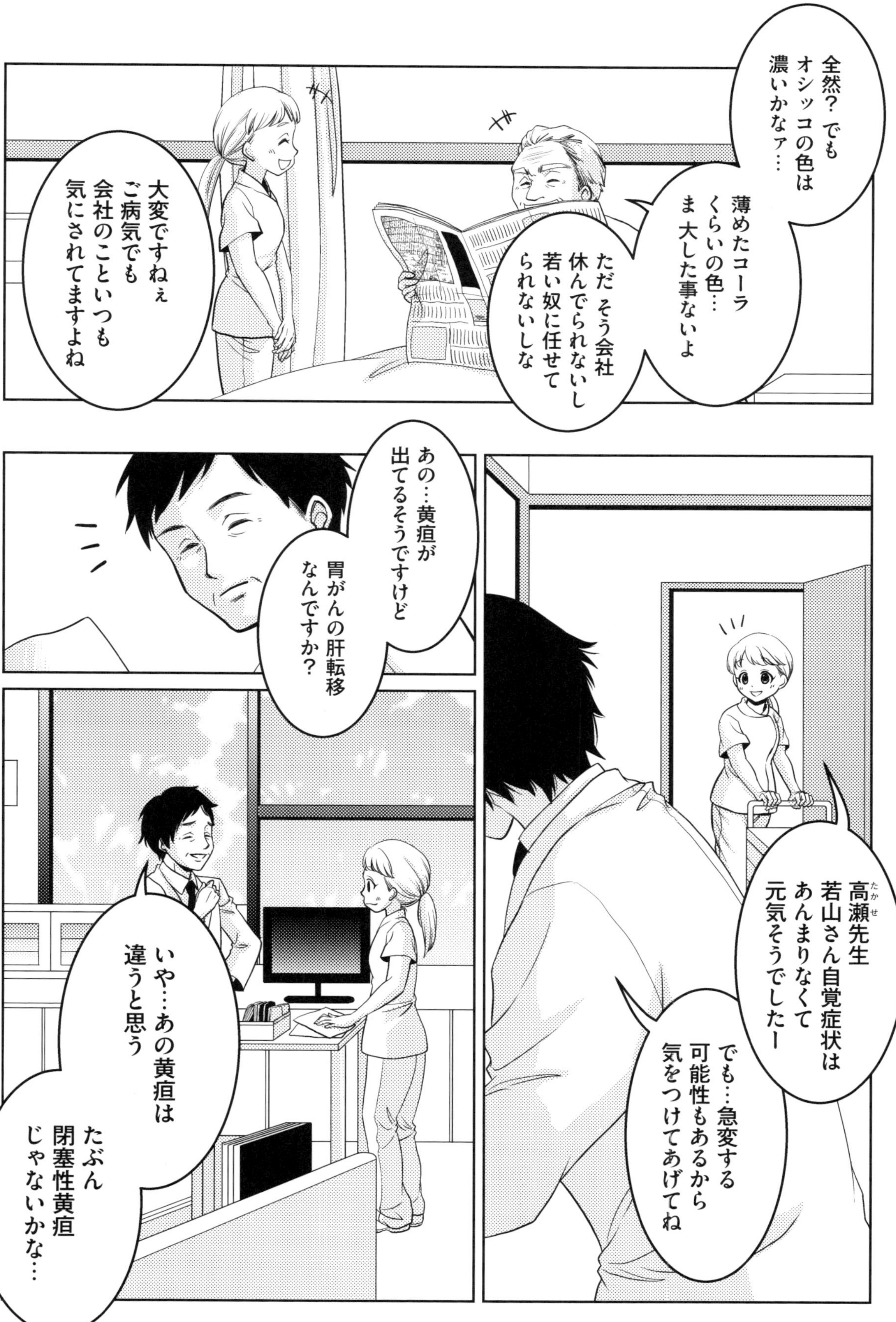
全然？でも
オシッコの色は
濃いかなァ…
薄めたコーラ
くらいの色…
ま 大した事ないよ
ただ そう会社
休んでられないし
若い奴に任せて
られないしな
大変ですねぇ
ご病気でも
会社のことといつも
気にされてますよね
高瀬《たかせ》先生
若山さん自覚症状は
あんまりなくて
元気そうでしたー
でも…急変する
可能性もあるから
気をつけてあげてね
あの…黄疸が
出てるそうですけど
胃がんの肝転移
なんですか？
いや…あの黄疸は
違うと思う
たぶん
閉塞性黄疸
じゃないかな…

胆管がつまって
肝臓で作られた
胆汁が十二指腸に
排泄できないせいで
黄疸がでる
ヤツですよねえ
膵臓
胆管
肝臓で作られた
消化液(胆汁)を
十二指腸に流す管
十二指腸
そうそう
よく膵臓がんで
黄疸がでるのと似た
パターン
じゃあ胃がんが
膵臓に
転移したの？
それが 若山さんの
場合はちょっと
複雑なんだ
食べたものが
通過する道筋
胆管
膵管
胆汁や膵臓が流れる道筋
（輸入脚）
若山さんは手術で
胃を切除したけど
食べ物がちゃんと
通過して なおかつ
肝臓で作られる胆汁や
膵臓から分泌される膵液が
流れるよう腸を複雑に
つなげてあるんだ

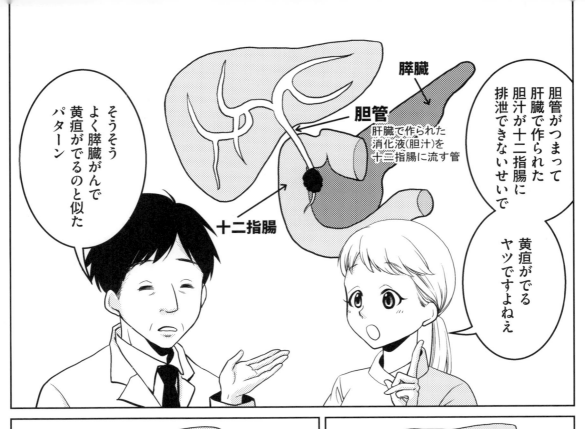

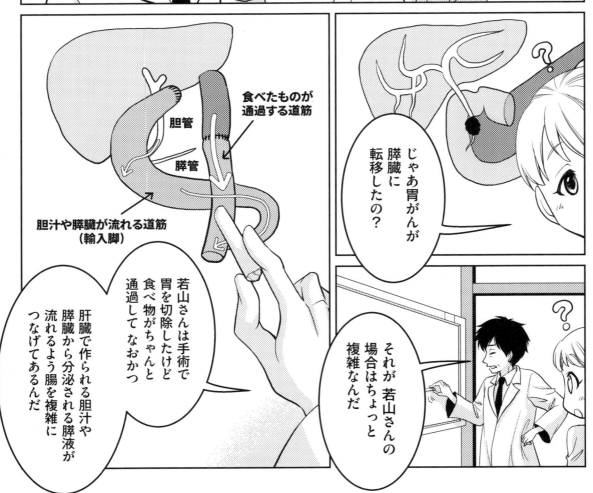

再発腫瘍
輸入脚
ところがその腸に流れこんだ胆汁が
再発腫瘍で腸がつまってしまったために流れなくなってしまって…
要するに肝臓で作られた胆汁が腸には届くけど
出ていけずに溜まって腸がパンパンに張ってしまってる
その結果胆汁も肝臓から出て行けなくなって黄疸が出てるんだ
黄疸
胆管が詰まっているわけじゃないんだー
へー
そうこれは普通の閉塞性黄疸と違う名前がついてる
この胆汁や膵液を流すためにつないだ腸管を輸入脚と言って
それが詰まって拡張した状態を指すんで…
輸入脚症候群と言っているよ

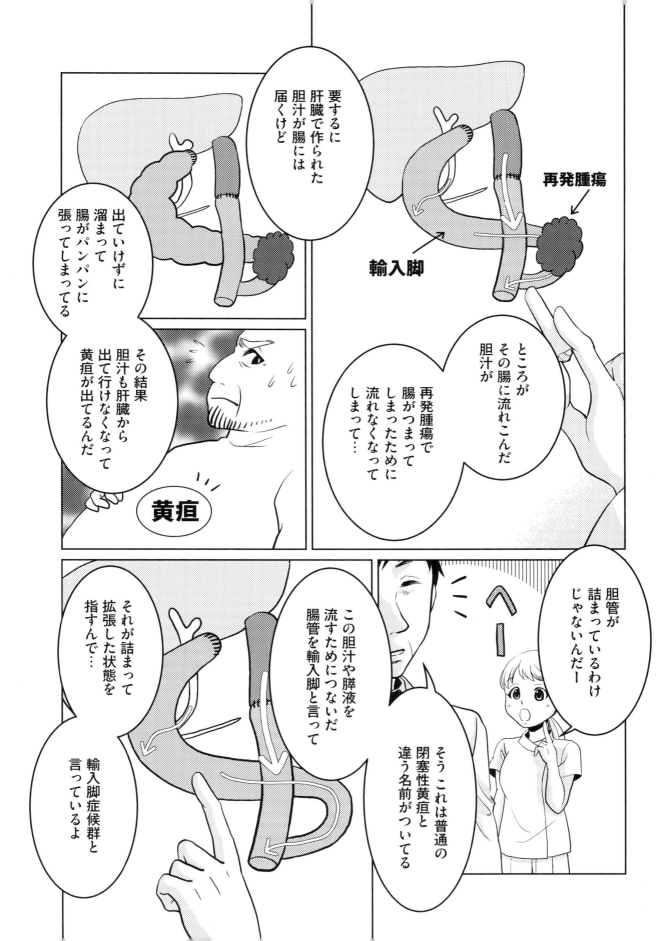

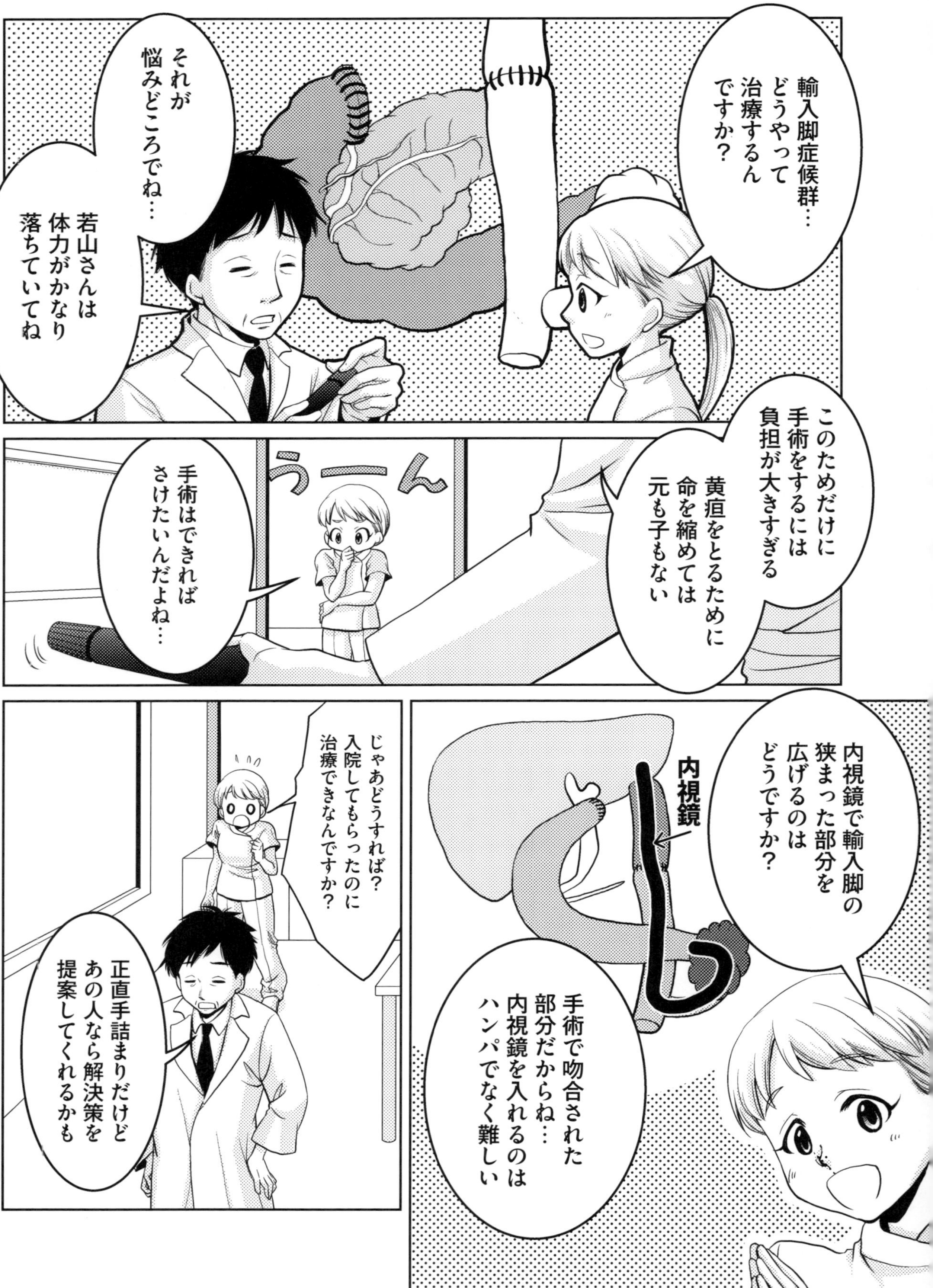

輸入脚症候群…どうやって治療するんですか?
それが悩みどころでね…
若山さんは体力がかなり落ちていてね
このためだけに手術をするには負担が大きすぎる
黄疸をとるために命を縮めては元も子もない
うーん
手術はできればさけたいんだよね…
内視鏡で輸入脚の狭まった部分を広げるのはどうですか?
内視鏡
手術で吻合された部分だからね…内視鏡を入れるのはハンパでなく難しい
じゃあどうすれば?入院してもらったのに治療できなんですか?
正直手詰まりだけどあの人なら解決策を提案してくれるかも

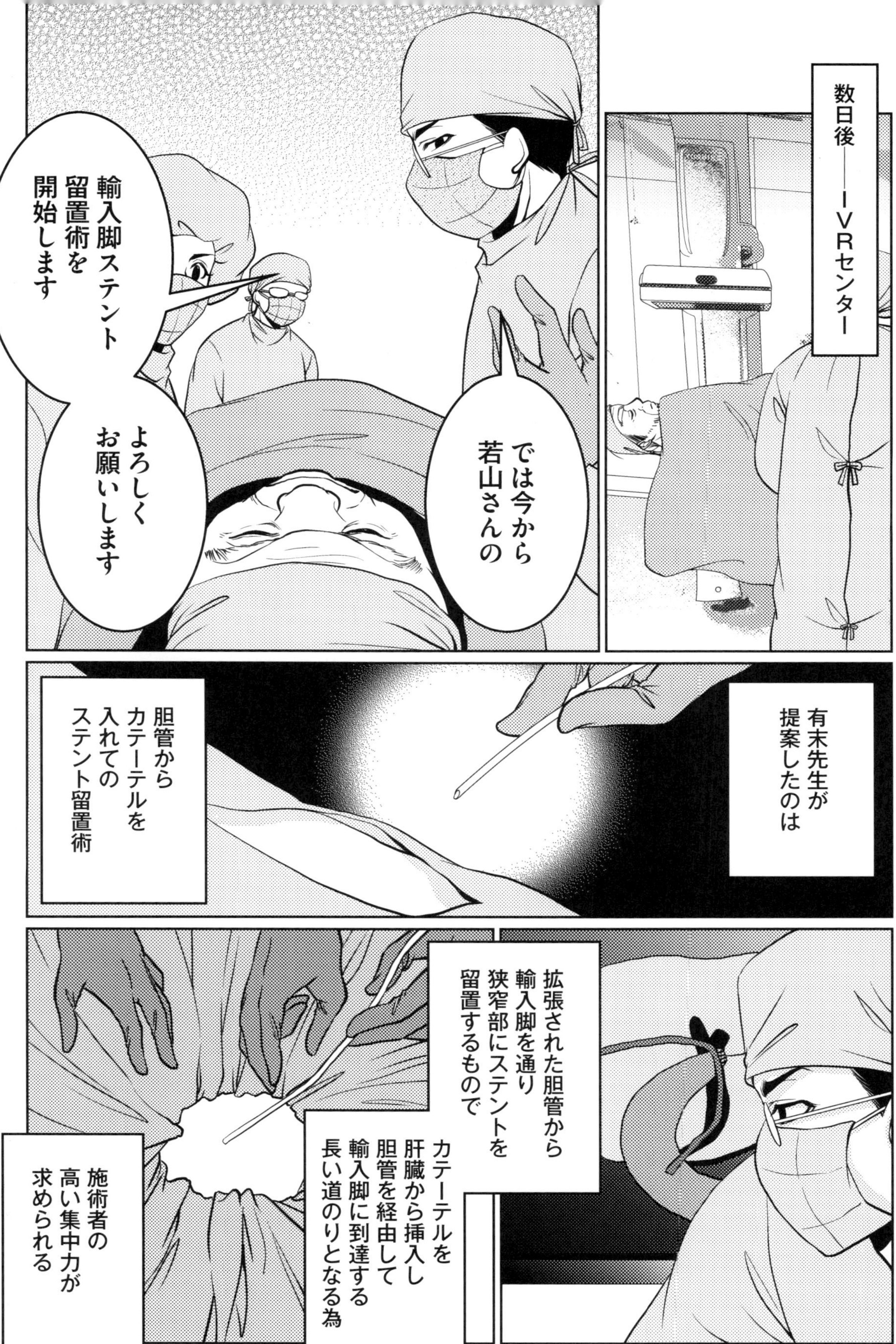
数日後――IVRセンター
では今から若山さんの
輸入脚ステント留置術を開始します
よろしくお願いします
有末先生が提案したのは
胆管からカテーテルを入れてのステント留置術
拡張された胆管から輸入脚を通り狭窄部にステントを留置するもので
カテーテルを肝臓から挿入し胆管を経由して輸入脚に到達する長い道のりとなる為
施術者の高い集中力が求められる

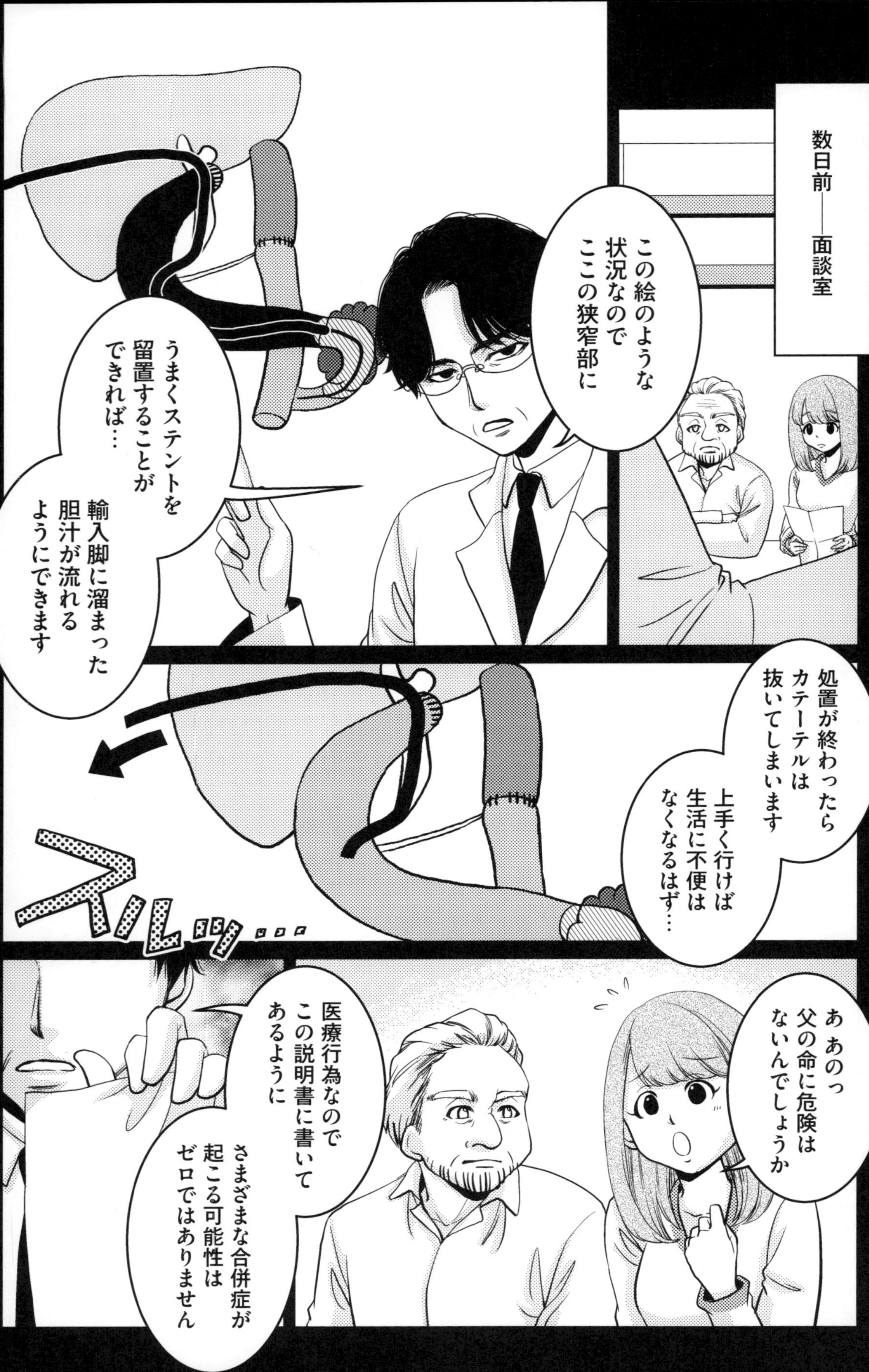
数日前——面談室
この絵のような状況なのでここの狭窄部に
うまくステントを留置することができれば…
輸入脚に溜まった胆汁が流れるようにできます
処置が終わったらカテーテルは抜いてしまいます
上手く行けば生活に不便はなくなるはず…
ズルッ…
あぁのっ父の命に危険はないんでしょうか
医療行為なのでこの説明書に書いてあるように
さまざまな合併症が起こる可能性はゼロではありません

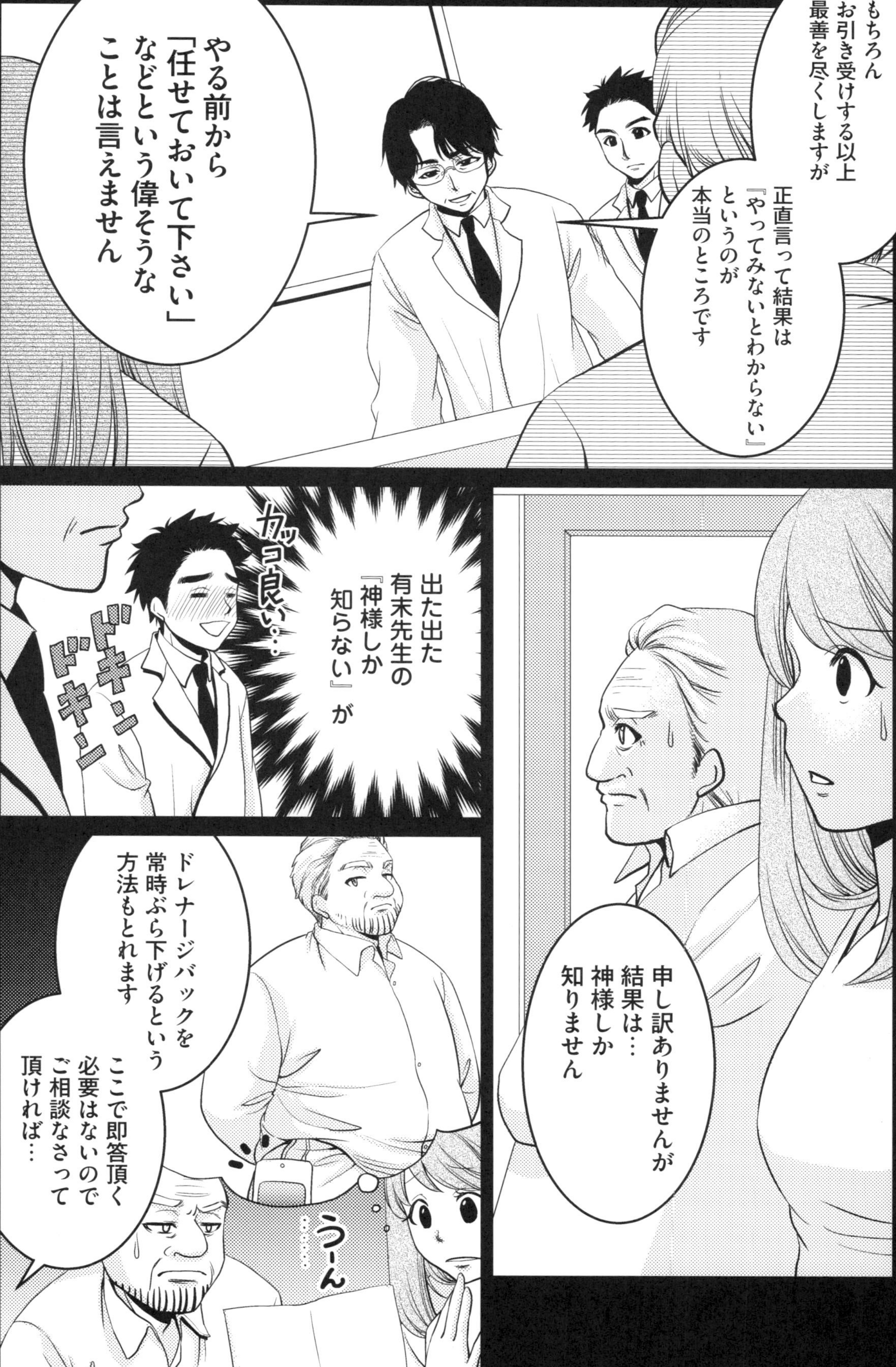
もちろん
お引き受けする以上
最善を尽くしますが
正直言って結果は
『やってみないとわからない』
というのが
本当のところです
やる前から
「任せておいて下さい」
などという偉そうな
ことは言えません
申し訳ありませんが
結果は…
神様しか
知りません
出た出た
有末先生の
『神様しか
知らない』が
カッコ良い…
ドキーン
ドキーン
うーん
……
ドレナージバックを
常時ぶら下げるという
方法もとれます
ここで即答頂く
必要はないので
ご相談なさって
頂ければ…

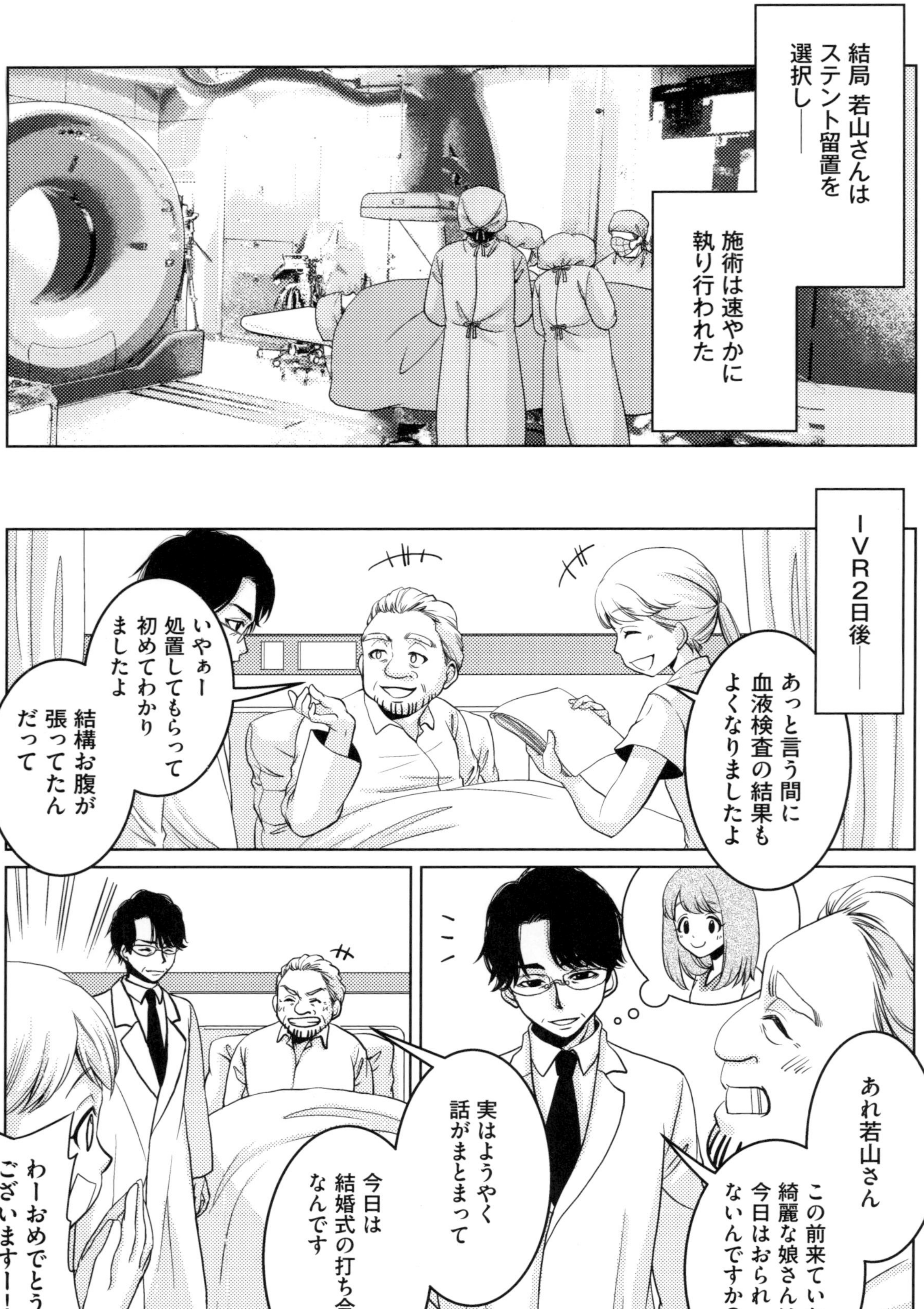
結局 若山さんは
ステント留置を
選択し——
施術は速やかに
執り行われた
IVR2日後——
あっと言う間に
血液検査の結果も
よくなりましたよ
いやぁー
処置してもらって
初めてわかり
ましたよ
結構お腹が
張ってたんだって
あれ若山さん
この前来ていた
綺麗な娘さんは
今日はおられ
ないんですか？
実はようやく
話がまとまって
今日は
結婚式の打ち合わせ
なんです
わーおめでとう
ございますー！

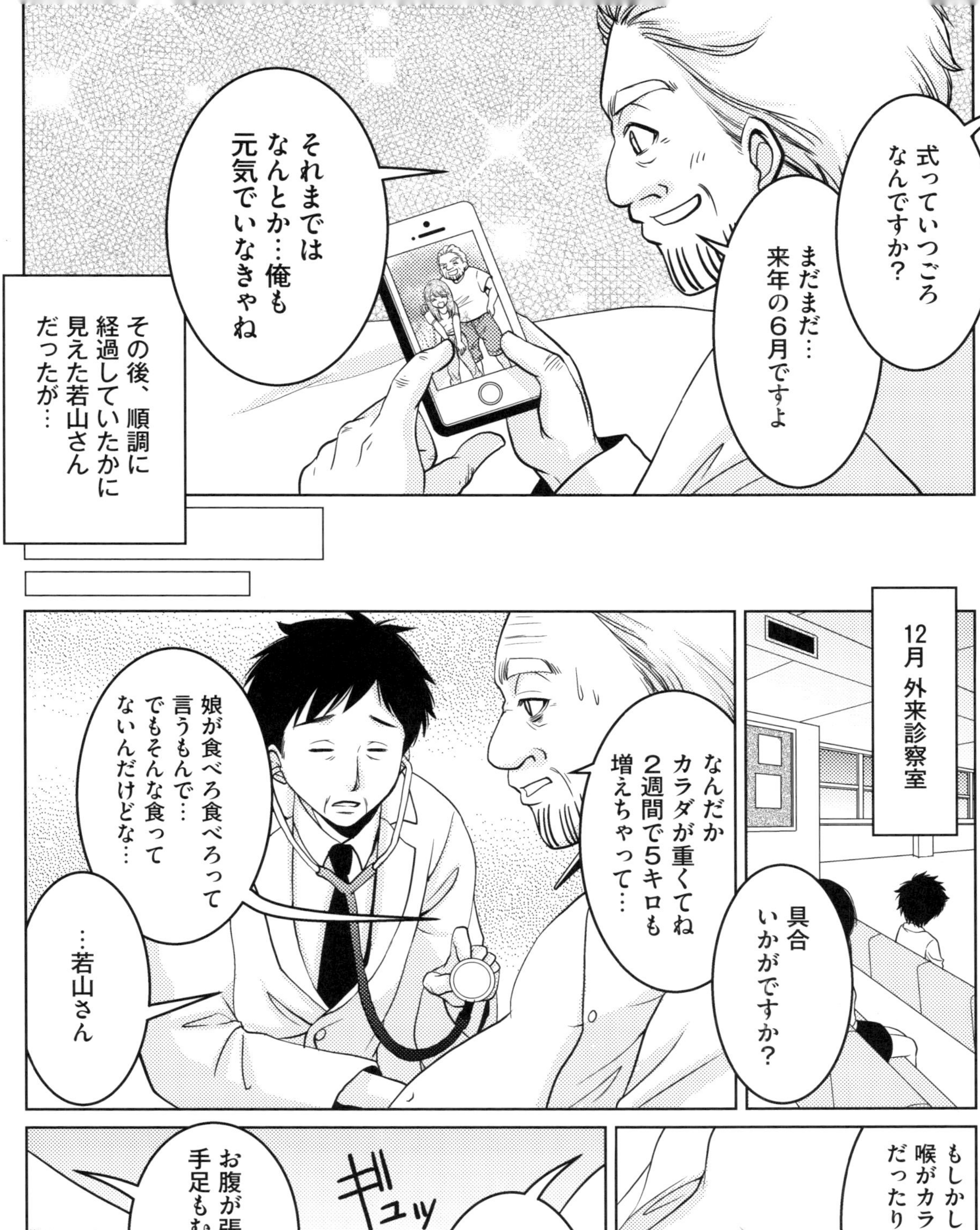
式っていつごろなんですか？
まだまだ…来年の6月ですよ
それまではなんとか…俺も元気でいなきゃね
その後、順調に経過していたかに見えた若山さんだったが…
12月 外来診察室
具合いかがですか？
なんだかカラダが重くてね 2週間で5キロも増えちゃって…
娘が食べろ食べろって言うもんで… でもそんな食ってないんだけどな…
…若山さん
もしかして喉がカラカラだったりしません
それに水を飲んでもオシッコがあまり出ないとか…
言われてみればそんな気も…
ギュッ
お腹が張って手足もむくんで…
それに体重も増えた…

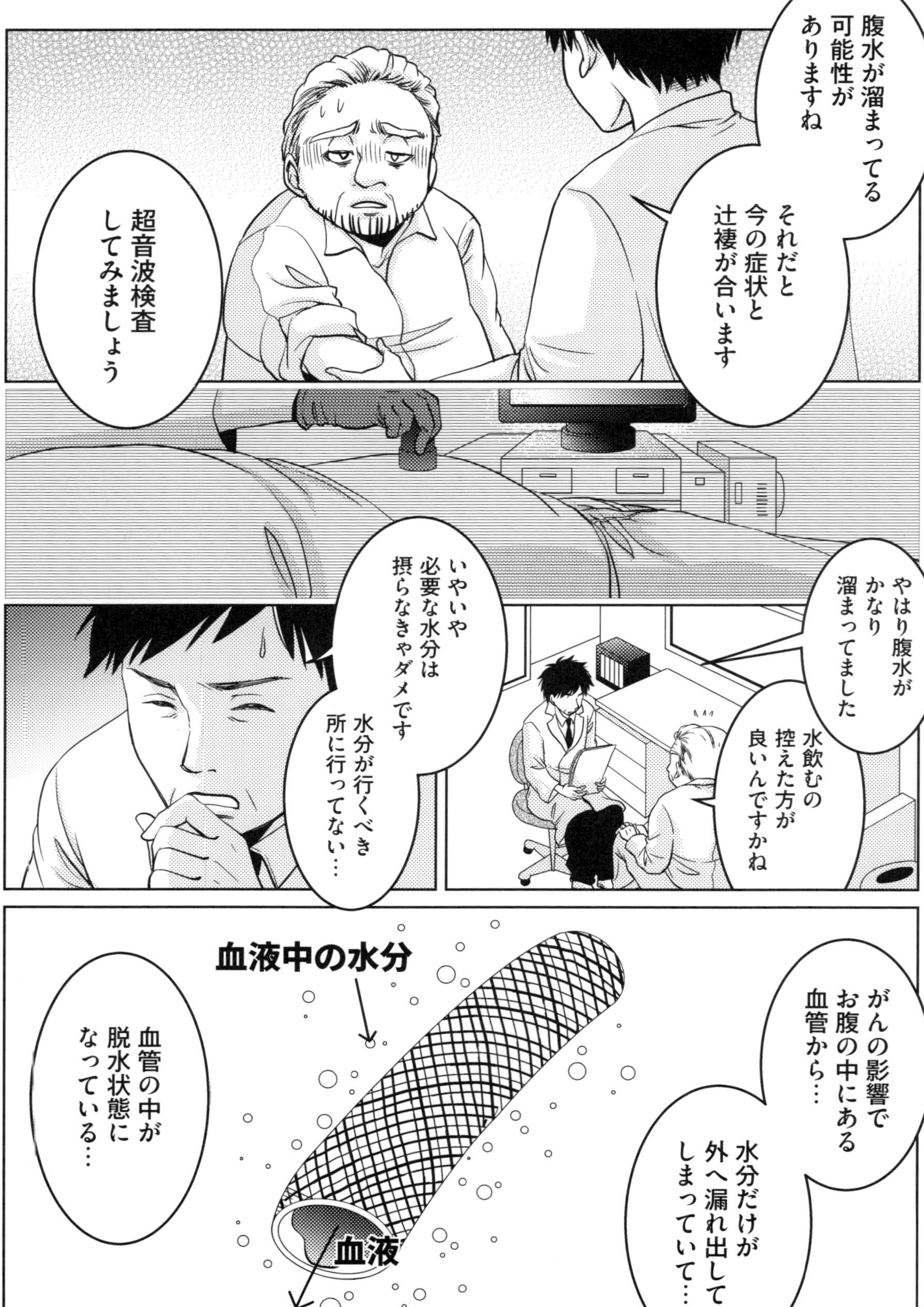
腹水が溜まってる可能性がありますね
それだと今の症状と辻褄が合います
超音波検査してみましょう
やはり腹水がかなり溜まってました
水飲むの控えた方が良いんですかね
いやいや必要な水分は摂らなきゃダメです
水分が行くべき所に行ってない…
がんの影響でお腹の中にある血管から…
水分だけが外へ漏れ出してしまっていて…
血管の中が脱水状態になっている…
血液中の水分
血液

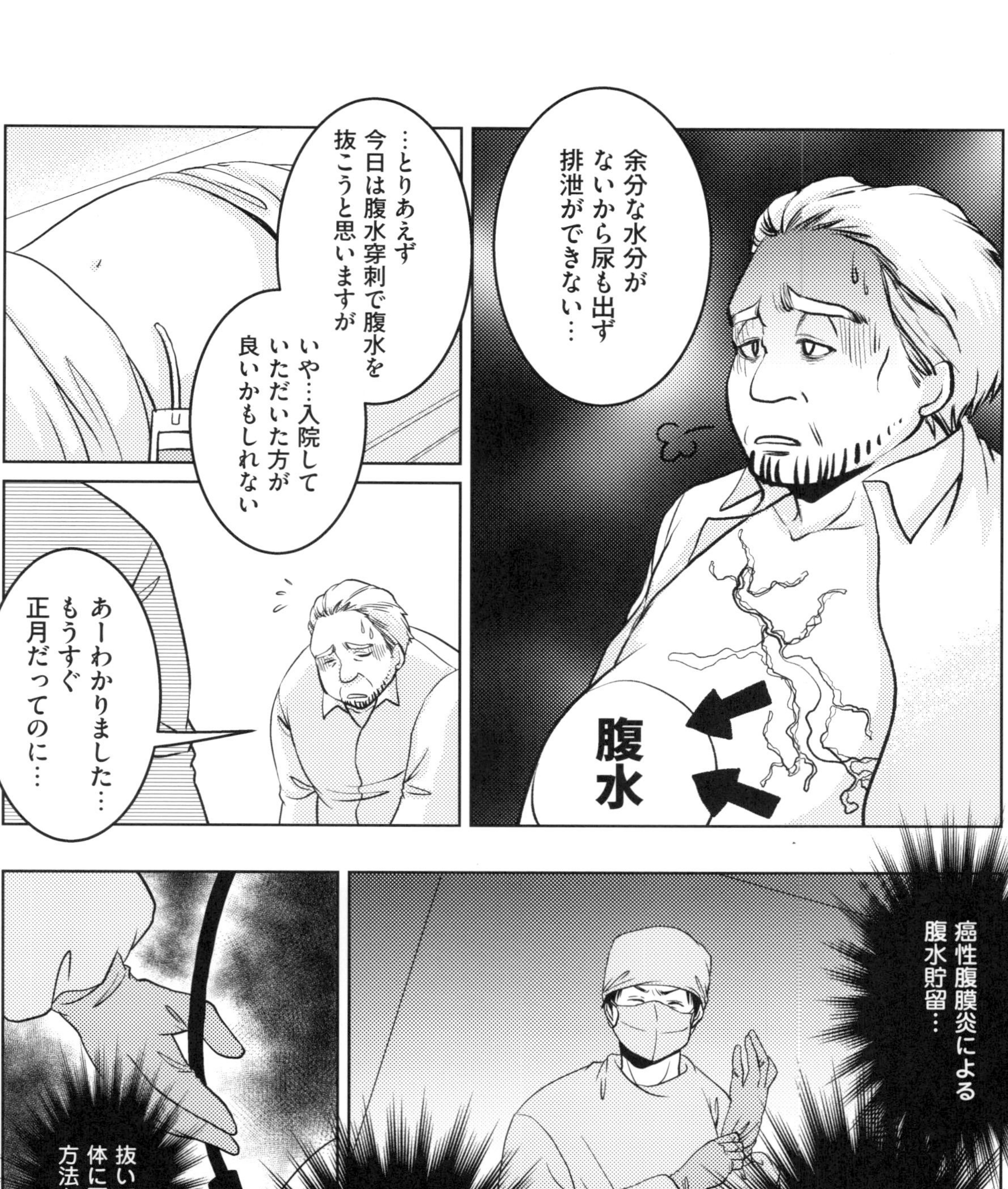
余分な水分がないから尿も出ず排泄ができない…
腹水
…とりあえず今日は腹水穿刺で腹水を抜こうと思いますが
いや…入院していただいた方が良いかもしれない
あーわかりました…もうすぐ正月だってのに…
癌性腹膜炎による腹水貯留…
若山さんの話を聞く限り腹水が溜まる速度はかなり速い…
その度に腹水穿刺で腹水を捨ててたら若山さんの体力が持たない…
抜いて濃縮して体に戻す方法もあるが…
この速度だと現実的ではないな…

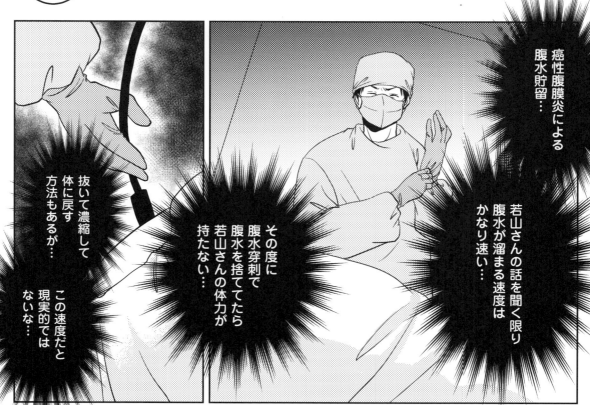

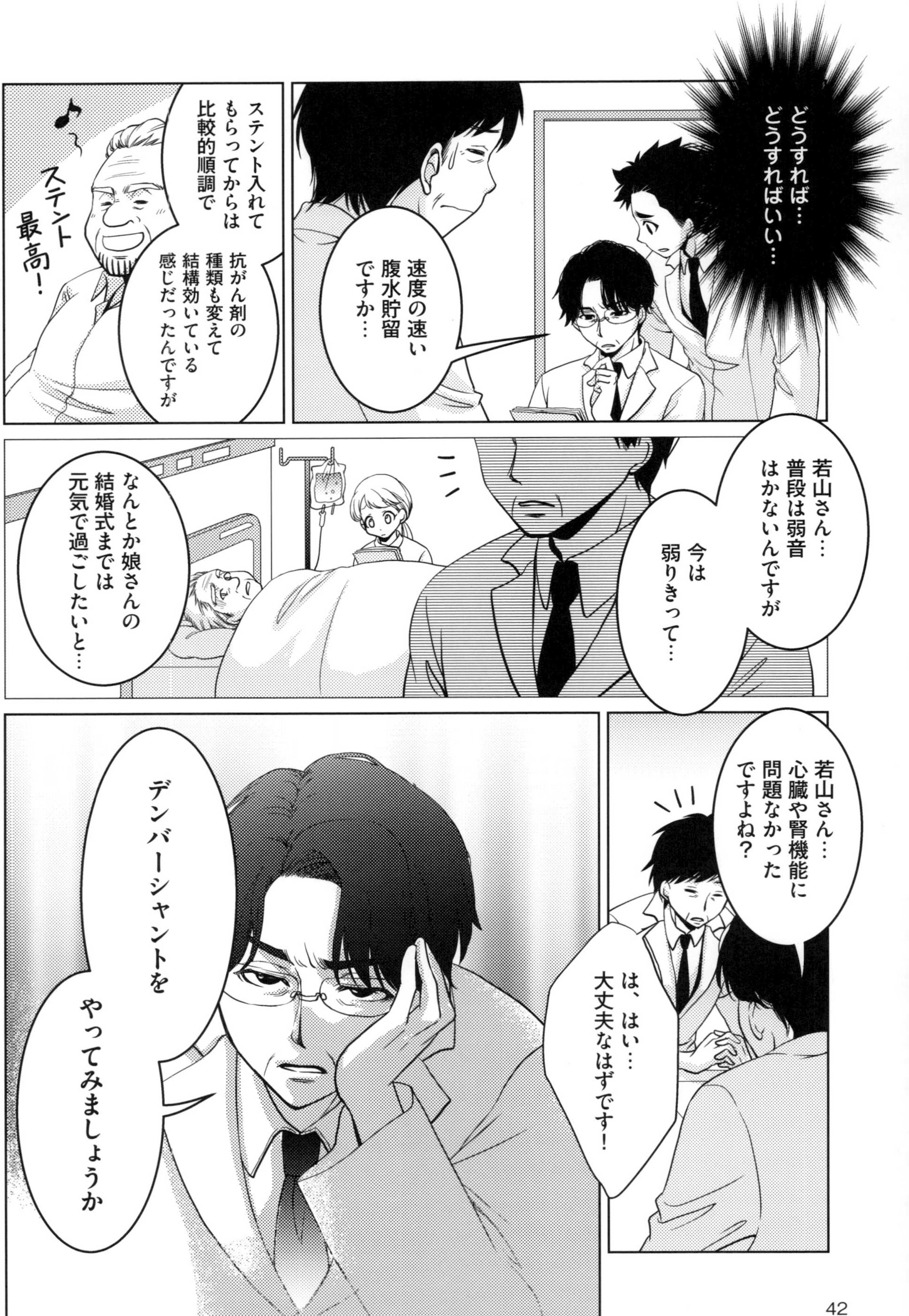
どうすれば…
どうすればいい…
速度の速い腹水貯留ですか…
ステント入れてもらってからは比較的順調で
抗がん剤の種類も変えて結構効いている感じだったんですが
ステント最高！
若山さん…普段は弱音はかないんですが
今は弱りきって…
なんとか娘さんの結婚式までは元気で過ごしたいと…
若山さん…心臓や腎機能に問題なかったですよね？
は、はい…大丈夫なはずです！
デンバーシャントを
やってみましょうか

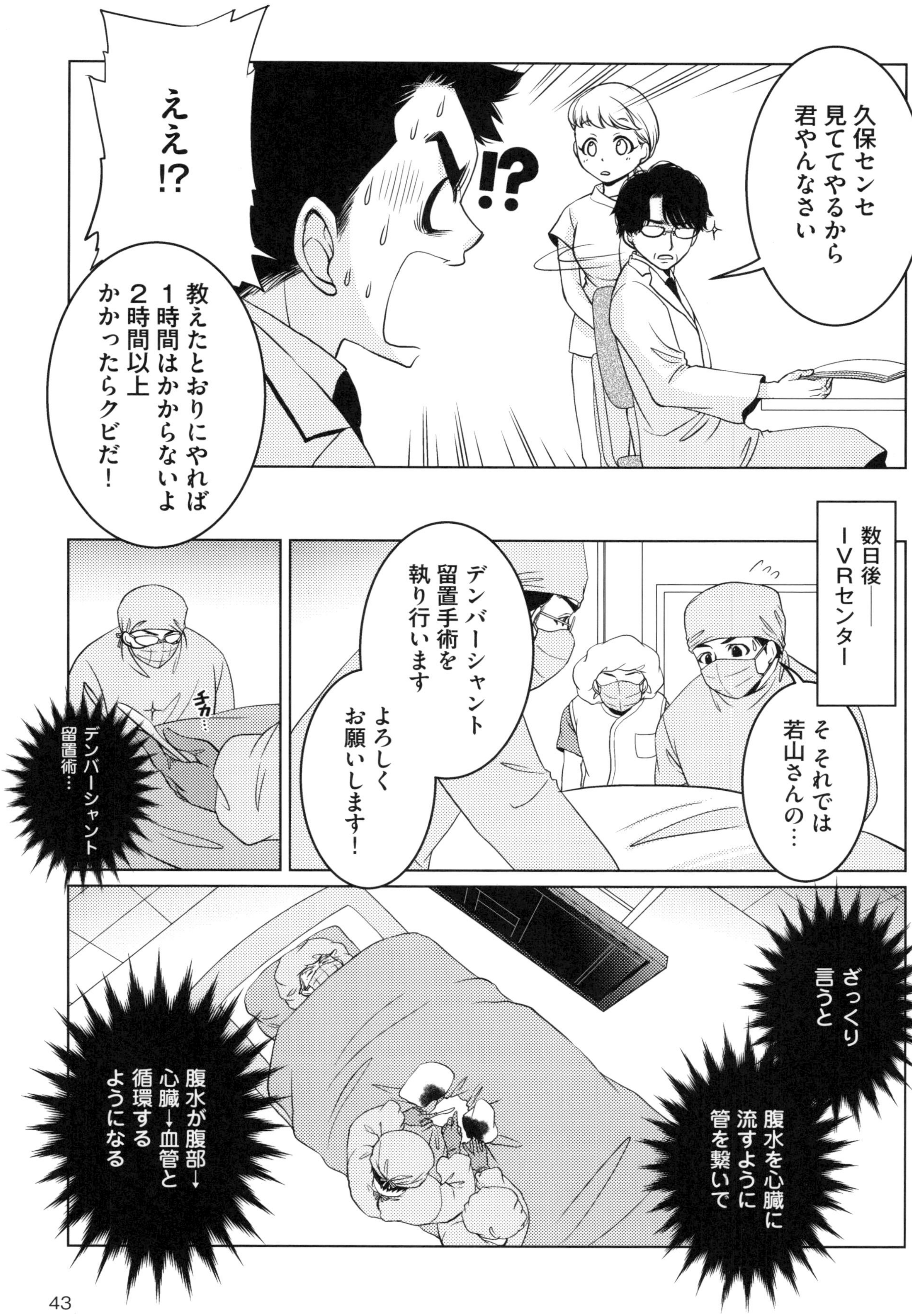
久保センセ見ててやるから君やんなさい
!?
ええ!?
教えたとおりにやれば1時間はかからないよ2時間以上かかったらクビだ!
数日後――IVRセンター
そそれでは若山さんの…
デンバーシャント留置手術を執り行います
よろしくお願いします!
チカ…
デンバーシャント留置術…
ざっくり言うと
腹水を心臓に流すように管を繋いで
腹水が腹部→心臓→血管と循環するようになる

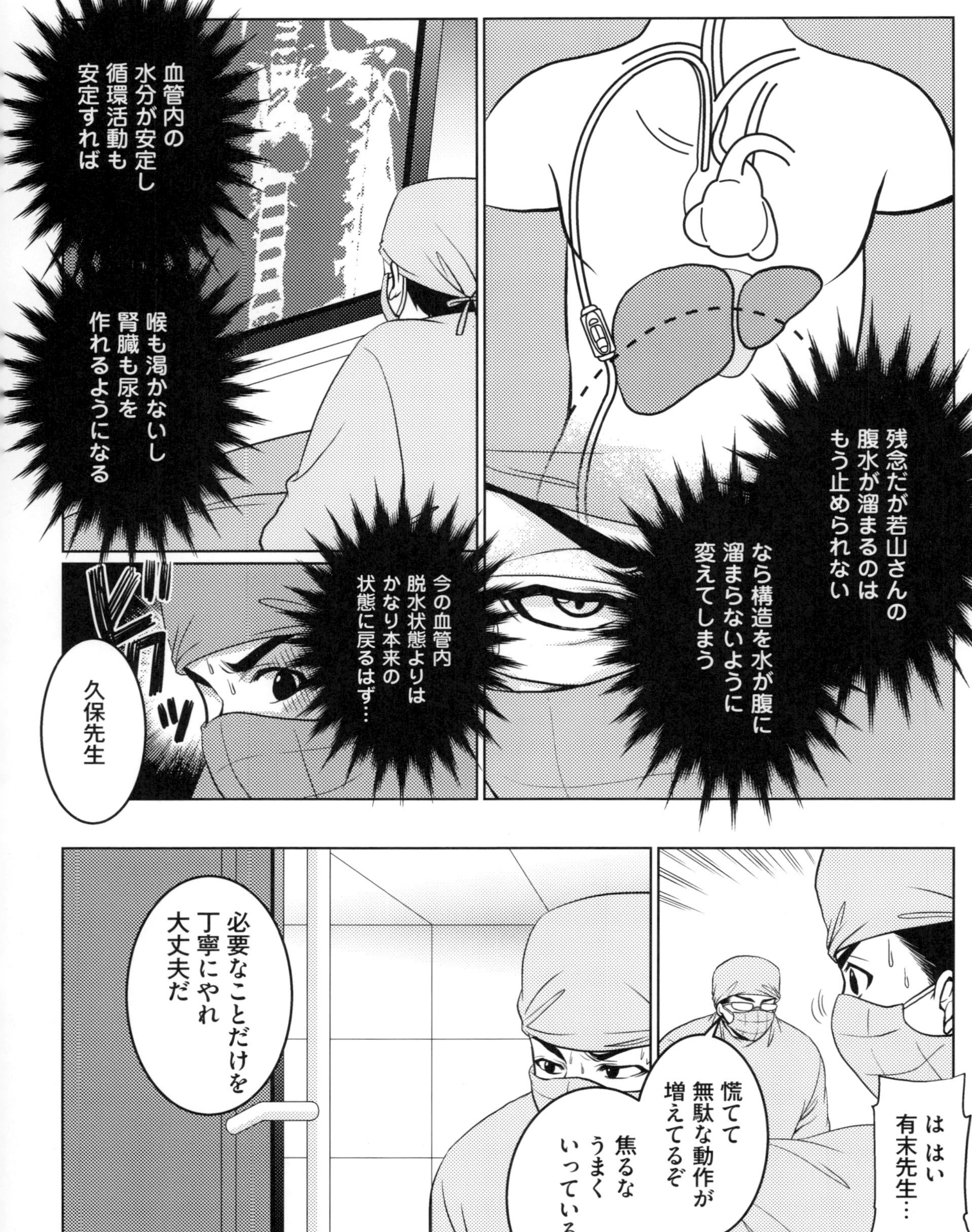
残念だが若山さんの腹水が溜まるのはもう止められない
なら構造を水が腹に溜まらないように変えてしまう
血管内の水分が安定し循環活動も安定すれば
喉も渇かないし腎臓も尿を作れるようになる
今の血管内脱水状態よりはかなり本来の状態に戻るはず…
久保先生
はは い 有末先生…
慌てて無駄な動作が増えてるぞ
焦るな うまく いっている
必要なことだけを丁寧にやれ大丈夫だ

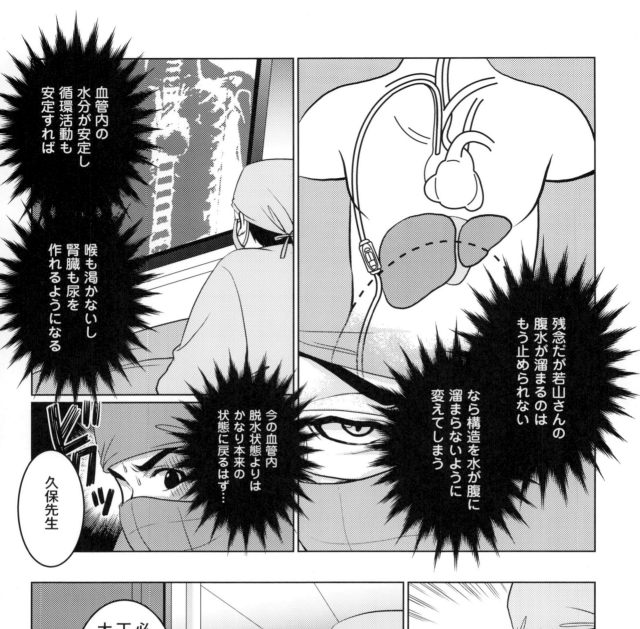

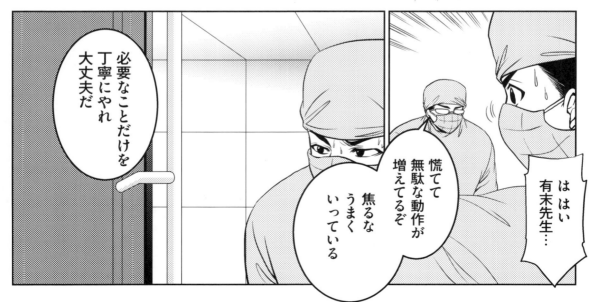

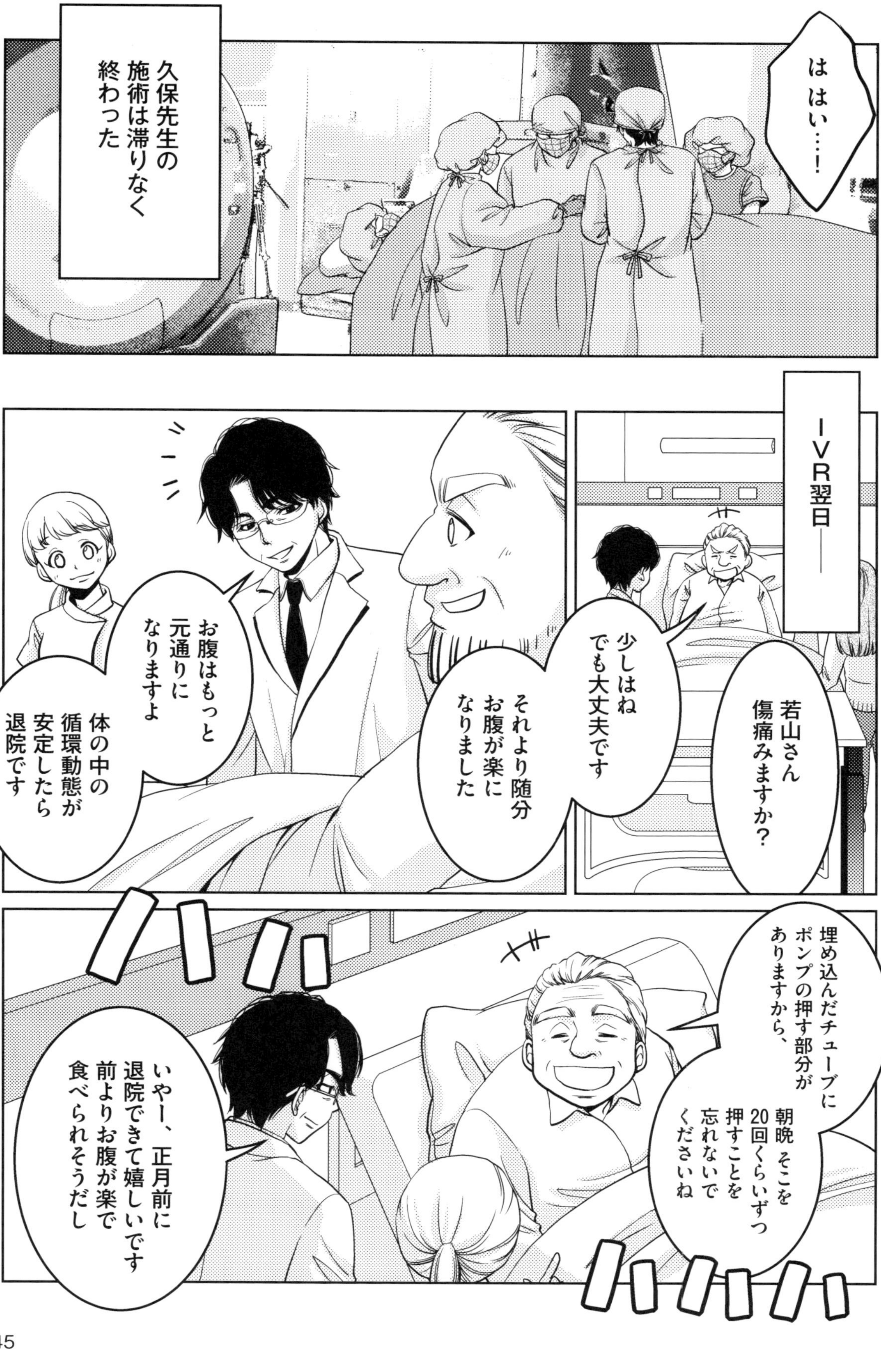
ははい…!
久保先生の施術は滞りなく終わった
IVR翌日——
若山さん傷痛みますか?
少しはね でも大丈夫です
それより随分お腹が楽になりました
お腹はもっと元通りになりますよ
体の中の循環動態が安定したら退院です
埋め込んだチューブにポンプの押す部分がありますから、
朝晩 そこを20回くらいずつ押すことを忘れないでくださいね
いやー、正月前に退院できて嬉しいです
前よりお腹が楽で食べられそうだし

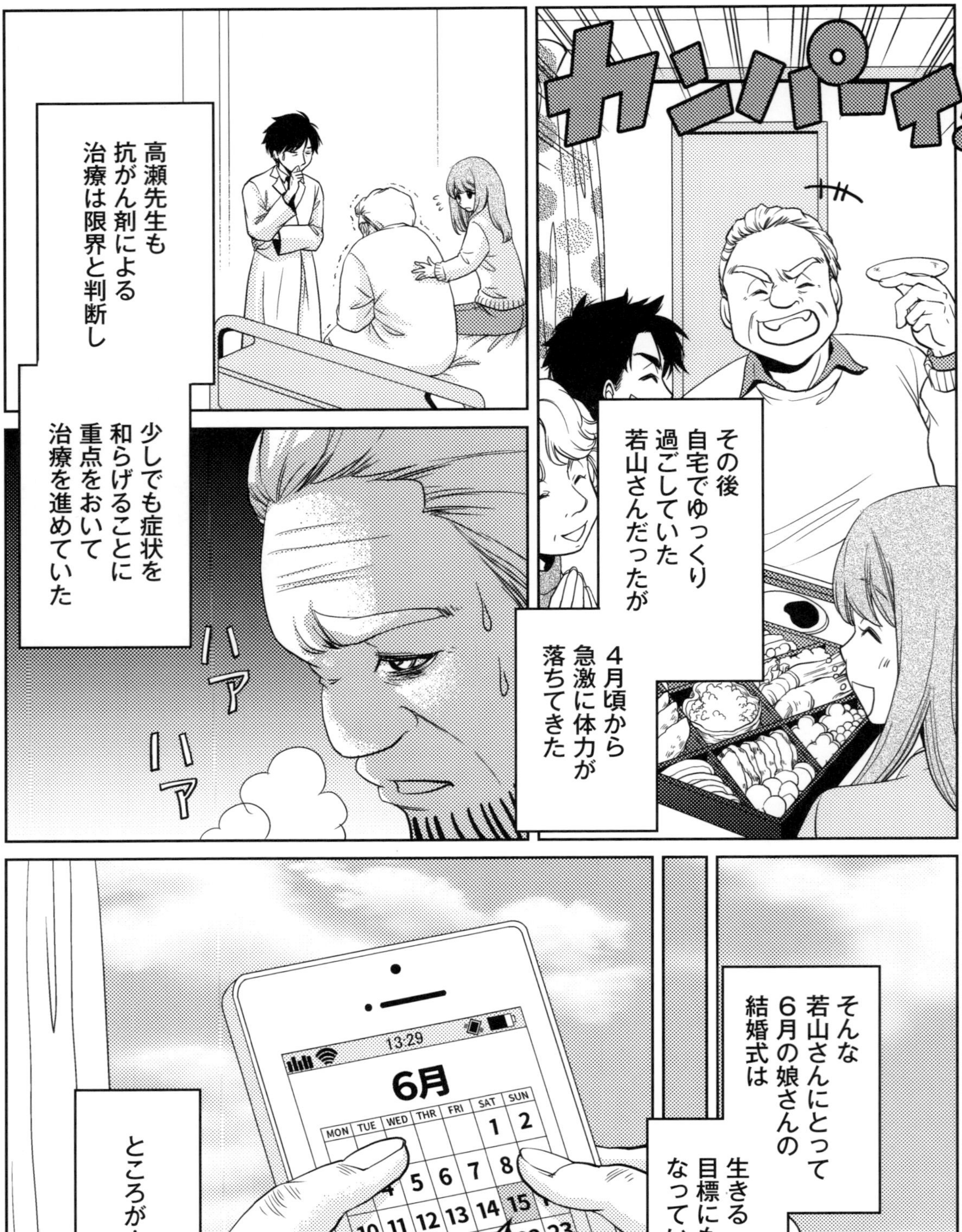
カンパーイ!
その後 自宅でゆっくり 過ごしていた 若山さんだったが
4月頃から 急激に体力が 落ちてきた
高瀬先生も 抗がん剤による 治療は限界と判断し
少しでも症状を 和らげることに 重点をおいて 治療を進めていた
ハァ
ハァ
そんな 若山さんにとって 6月の娘さんの 結婚式は
生きる 目標にも なっていた
13:29
6月
6月15日(日)
結婚式
ところが…

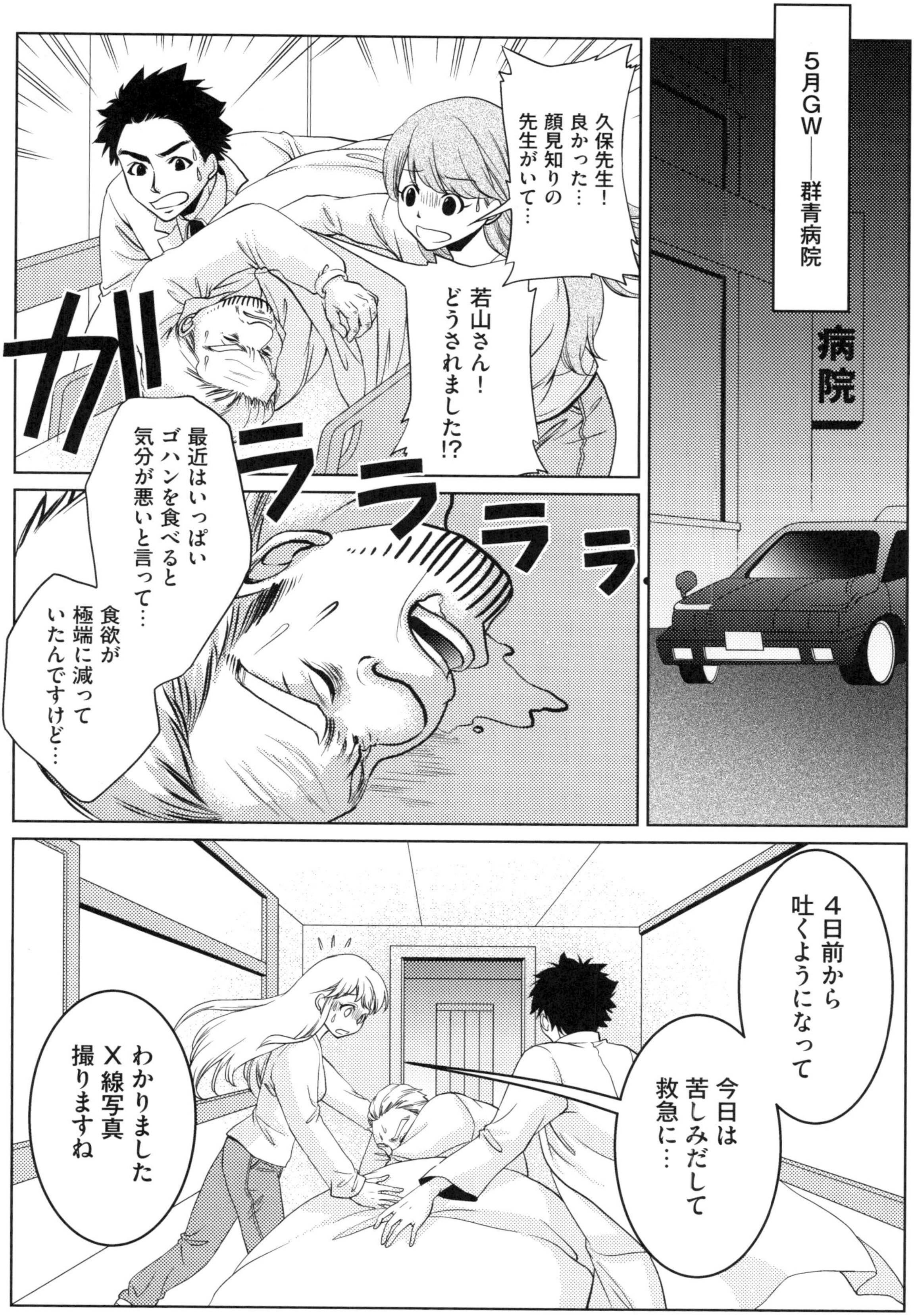
5月GW――群青病院
病院
久保先生! 良かった… 顔見知りの 先生がいて…
若山さん! どうされました!?
ガララララ
最近はいっぱい ゴハンを食べると 気分が悪いと言って…
食欲が 極端に減って いたんですけど…
4日前から 吐くようになって
今日は 苦しみだして 救急に…
わかりました X線写真 撮りますね

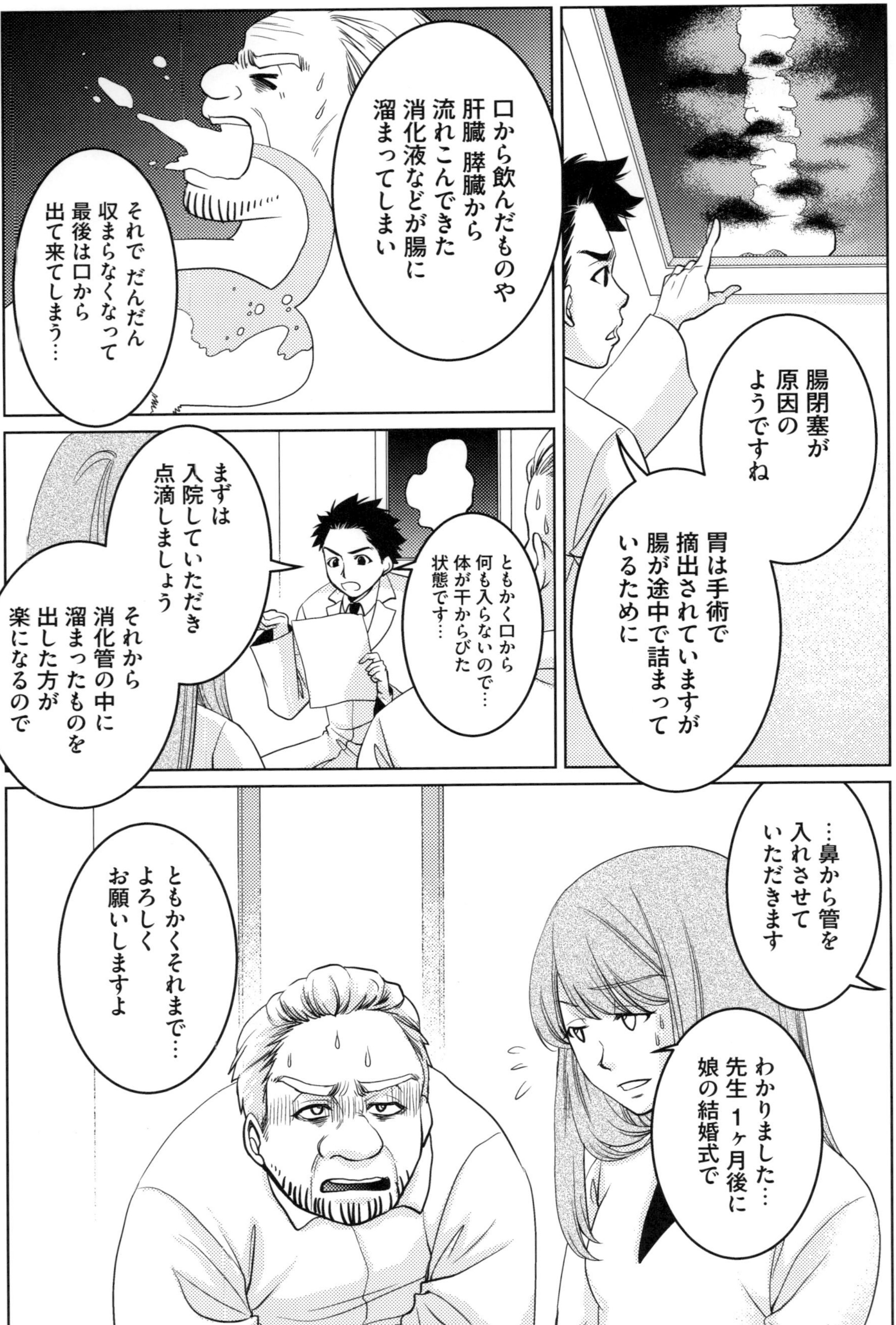
腸閉塞が原因のようですね
胃は手術で摘出されていますが腸が途中で詰まっているために
口から飲んだものや肝臓 膵臓から流れこんできた消化液などが腸に溜まってしまい
それで だんだん収まらなくなって最後は口から出て来てしまう…
ともかく口から何も入らないので…体が干からびた状態です…
まずは入院していただき点滴しましょう
それから消化管の中に溜まったものを出した方が楽になるので
…鼻から管を入れさせていただきます
わかりました…先生 1ヶ月後に娘の結婚式で
ともかくそれまで…よろしくお願いしますよ

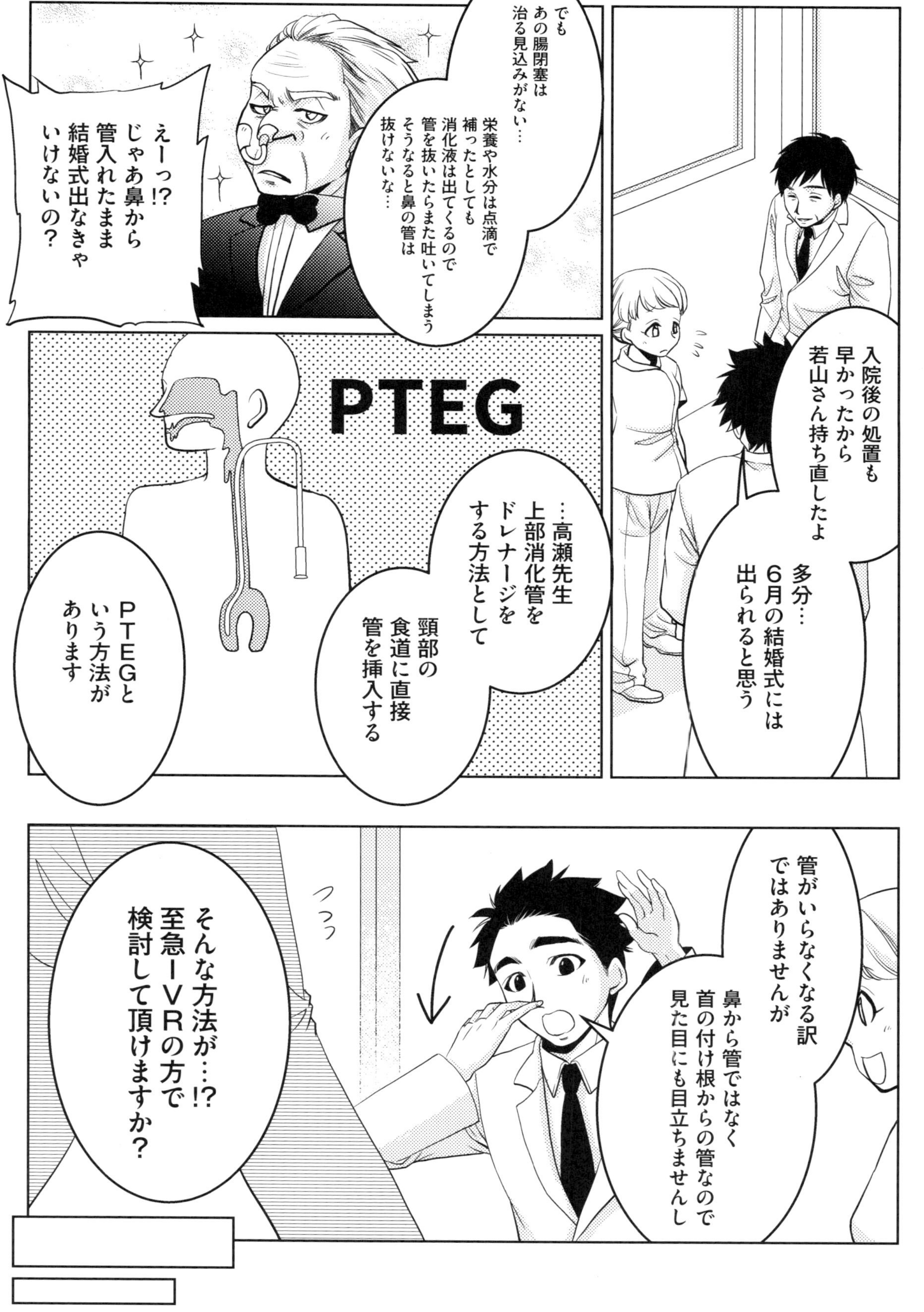

入院後の処置も早かったから若山さん持ち直したよ
多分…6月の結婚式には出られると思う
でもあの腸閉塞は治る見込みがない…
栄養や水分は点滴で補ったとしても消化液は出てくるので管を抜いたらまた吐いてしまうそうなると鼻の管は抜けないな…
えーっ!? じゃあ鼻から管入れたまま結婚式出なきゃいけないの？
PTEG
…高瀬先生上部消化管をドレナージをする方法として
頸部の食道に直接管を挿入する
PTEGという方法があります
管がいらなくなる訳ではありませんが
鼻から管ではなく首の付け根からの管なので見た目にも目立ちませんし
そんな方法が…!? 至急IVRの方で検討して頂けますか？

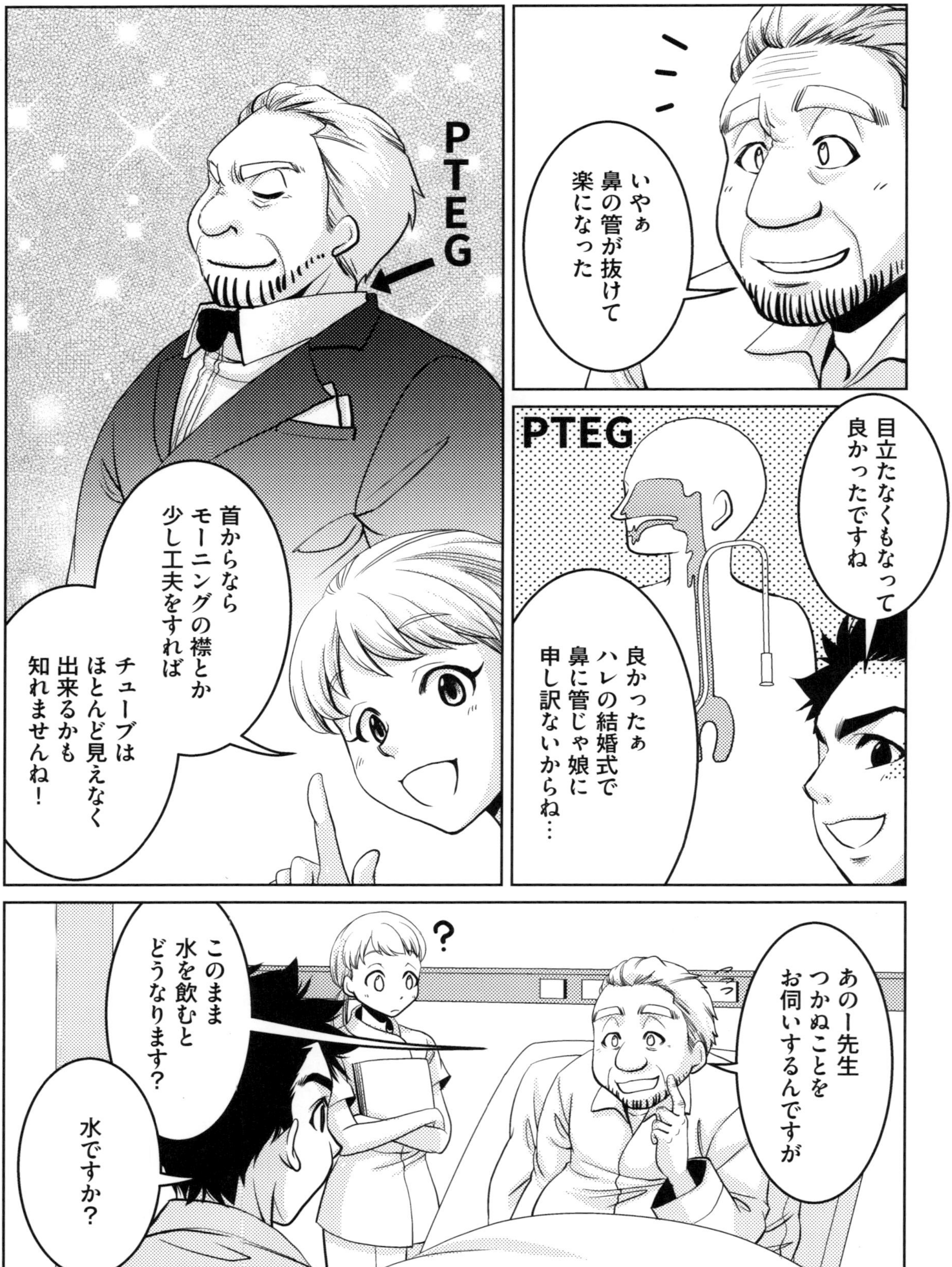

いやぁ
鼻の管が抜けて
楽になった
PTEG
目立たなくもなって
良かったですね
良かったぁ
ハレの結婚式で
鼻に管じゃ娘に
申し訳ないからね…
PTEG
首からなら
モーニングの襟とか
少し工夫をすれば
チューブは
ほとんど見えなく
出来るかも
知れませんね！
あのー先生
つかぬことを
お伺いするんですが
？
このまま
水を飲むと
どうなります？
水ですか？

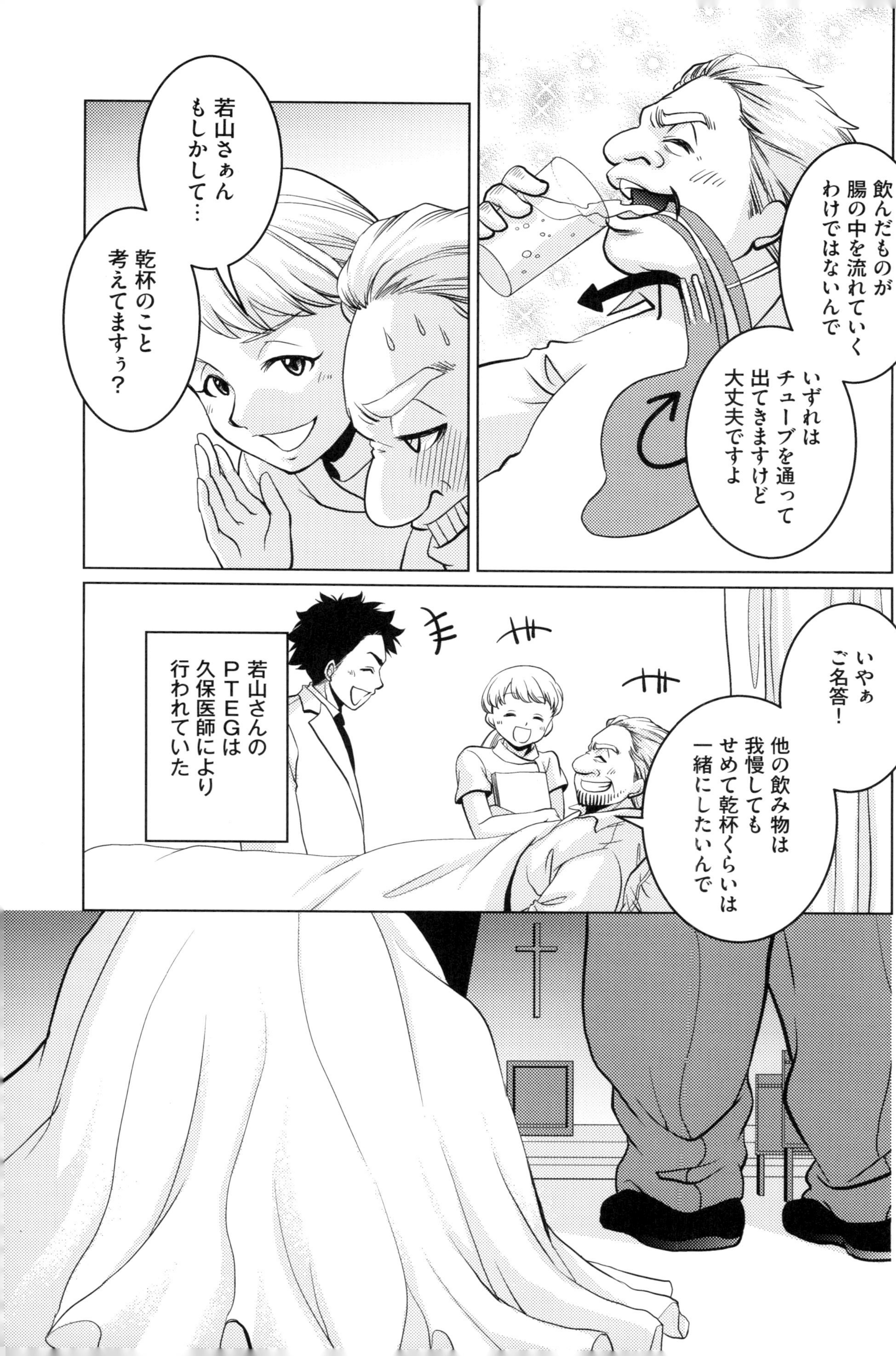
飲んだものが
腸の中を流れていく
わけではないんで
いずれは
チューブを通って
出てきますけど
大丈夫ですよ
若山さぁん
もしかして…
乾杯のこと
考えてますぅ?
いやぁ
ご名答!
他の飲み物は
我慢しても
せめて乾杯くらいは
一緒にしたいんで
若山さんの
ＰＴＥＧは
久保医師により
行われていた

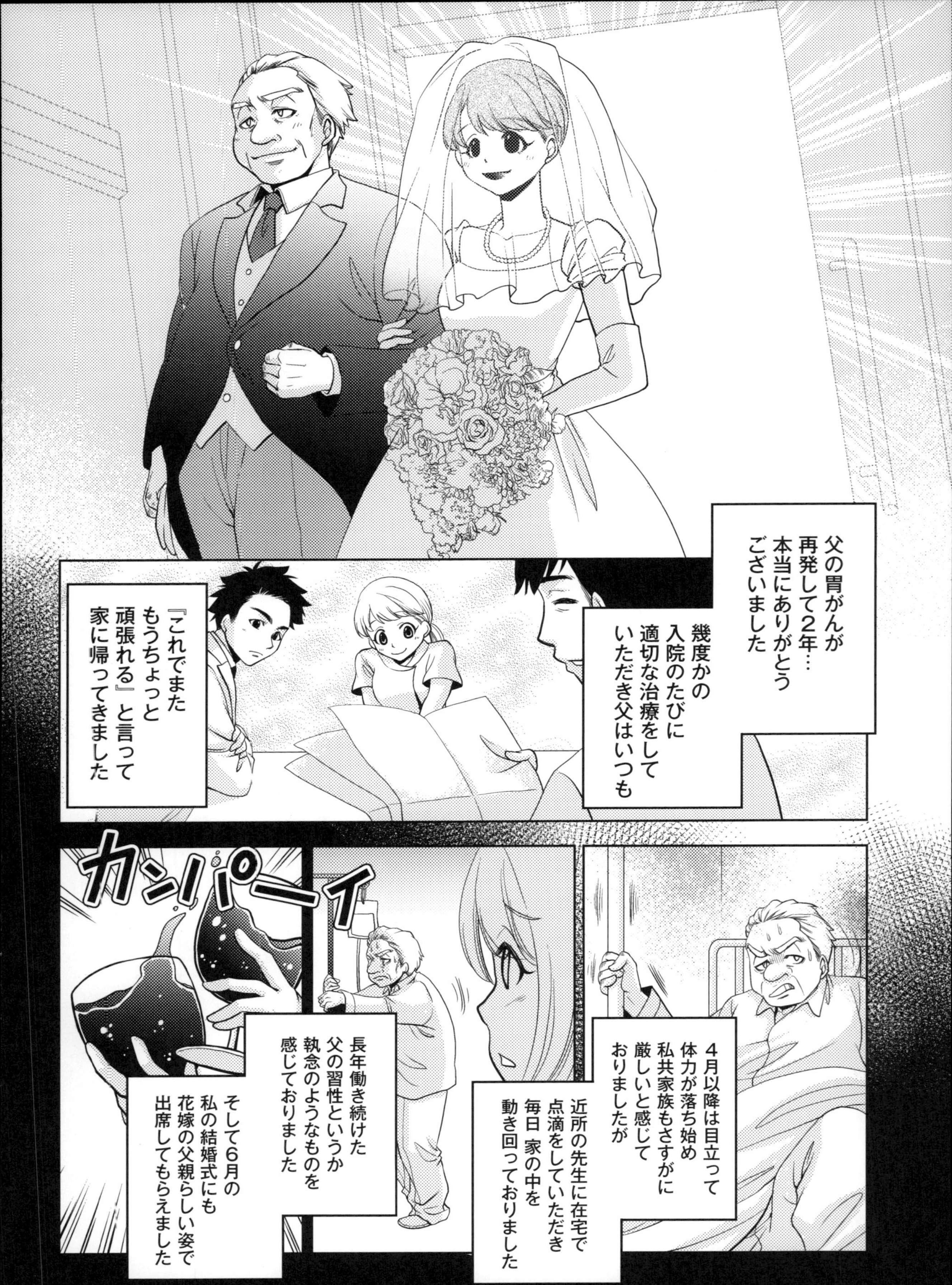
父の胃がんが再発して2年…本当にありがとうございました
幾度かの入院のたびに適切な治療をしていただき父はいつも
『これでまたもうちょっと頑張れる』と言って家に帰ってきました
4月以降は目立って体力が落ち始め私共家族もさすがに厳しいと感じておりましたが
近所の先生に在宅で点滴をしていただき毎日 家の中を動き回っておりました
長年働き続けた父の習性というか執念のようなものを感じておりました
カンパーイ
そして6月の私の結婚式にも花嫁の父親らしい姿で出席してもらえました

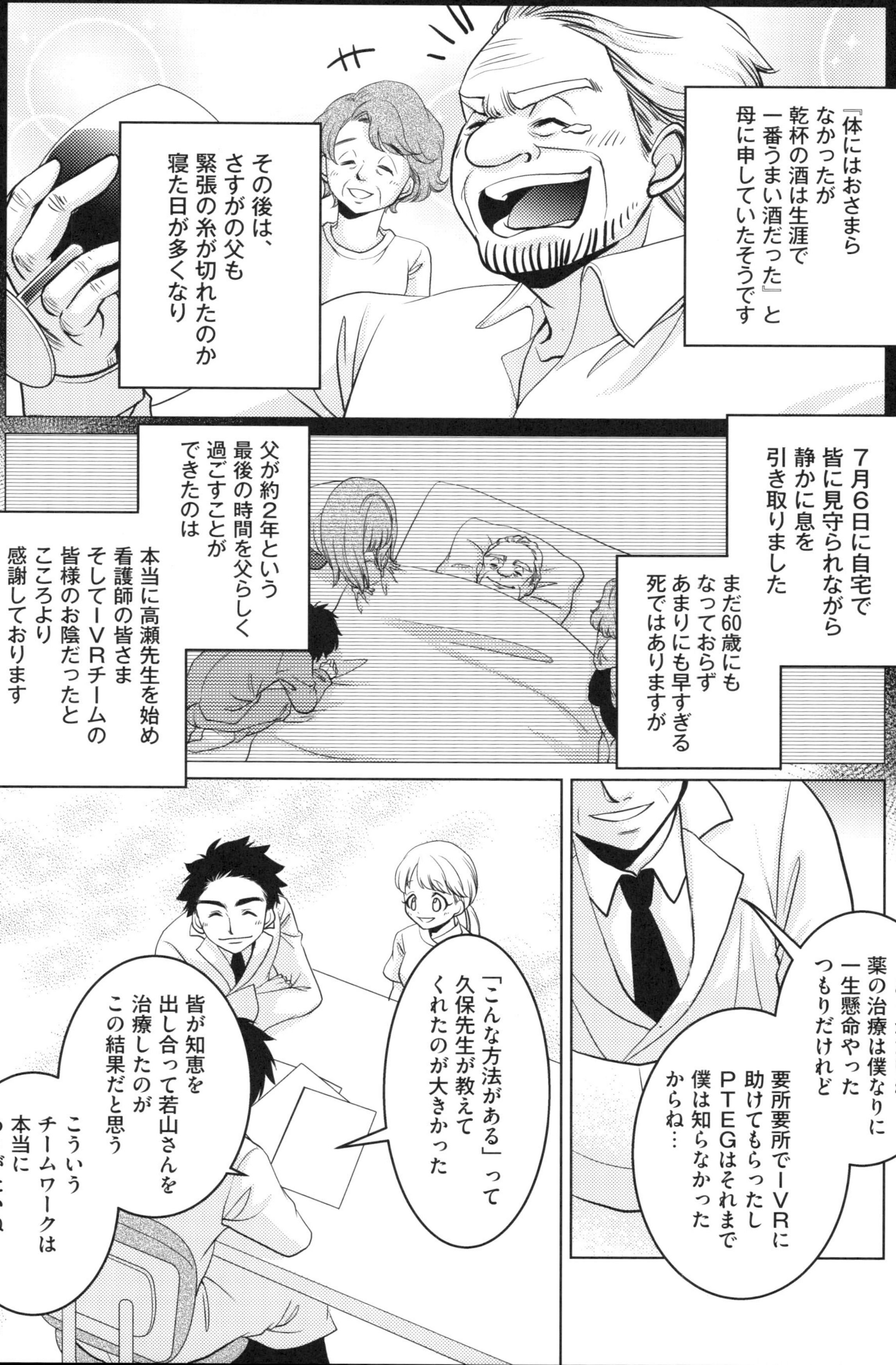
『体にはおさまらなかったが乾杯の酒は生涯で一番うまい酒だった』と母に申していたそうです
その後は、さすがの父も緊張の糸が切れたのか寝た日が多くなり
7月6日に自宅で皆に見守られながら静かに息を引き取りました
まだ60歳にもなっておらずあまりにも早すぎる死ではありますが
父が約2年という最後の時間を父らしく過ごすことができたのは
本当に高瀬先生を始め看護師の皆さまそしてIVRチームの皆様のお陰だったとこころより感謝しております
…ありがたいね 薬の治療は僕なりに一生懸命やったつもりだけれど
要所要所でIVRに助けてもらったしPTEGはそれまで僕は知らなかったからね…
「こんな方法がある」って久保先生が教えてくれたのが大きかった
皆が知恵を出し合って若山さんを治療したのがこの結果だと思う
こういうチームワークは本当にありがたいね…!

column 02

関連用語

閉塞性黄疸

血液の中の赤血球という酸素を運ぶ細胞は主に骨髄で作られるが、おおよそ120日の寿命で、その残骸は肝臓で再利用されて黄色い消化液である胆汁となる。胆汁は十二指腸に流れ込み、食物の消化を手伝い最後に排泄される。黄疸はこの赤血球の残骸の黄色い色素が血液中に異常に増えた状態で、ひどくなれば腎臓などさまざまな臓器に悪影響を及ぼし、生命を脅かす。黄疸が生じる原因には、赤血球がどんどん壊れる病気で肝臓の再処理が追いつかない場合、肝臓自体の機能が悪くなり再処理能力が低下した場合、胆汁が十二指腸に排出できないため血液中に逆流してくる場合の３つがあり、この最後のものが閉塞性黄疸である。胆汁の流れ道が詰まる原因には胆石やがんなど様々な場合がある。治療は、IVRで胆管に直接チューブを入れて溜まった胆汁を体の外に出す方法や、口から挿入した内視鏡でチューブを留置するなどの方法が採られる。

腹水

肝臓や胃や腸などの臓器が収まったお腹の空間を腹腔といい、健康な人でも腹腔には少量の水があるが、これが異常に溜まった状態が腹水。がんなどで生じる腹水は、お腹の中の血管の中を流れる血液中の水分が、血管の壁を通って腹腔内に出てきたものが多い。このため、血管の中の水分が減ってしまい、脱水状態になってしまう。ちょうど、運動で汗をかいて脱水になる時の汗が、お腹の中に溜まったのと同じような状態。脱水だから、炎天下のマラソンの後のようなもので、元気でいられるわけがない。加えて、お腹が張って苦しいし、胃も膨らむことができないので食事もとれない。そこで、腹腔に出てきた水分を再び血管の中に戻すデンバー・シャントなどの方法がとられる。腹水が溜まるという病状を治せるわけではないが、少なくとも、血管の中に水分が戻ることで、脱水状態は改善するし、お腹の張りによる苦しさが取れるなど、患者さんにとっての利点は大きい。

PTEG（ピーテグ）

鼻から管を入れておくことの苦しさから患者さんを解放するために、首から直接にチューブを食道に挿入する方法として日本で開発された技術。食道は首の部分でも深い部位にあり、その前に気管、甲状腺、頸動脈、頸静脈、さらには神経などの重要な臓器があるため、首から直接チューブを挿入することは難しいと考えられていた。しかし、特殊なバルーン（風船）を食道の中で膨らませて、このバルーンを刺すという技術が開発されたことで可能となった。

ステント

何かが内腔を移動する管の形をした臓器、例えば血管や胆管、消化管などの内腔が狭くなっている時に、これを拡張する道具。基本形は弾力のある網状の金属の筒で、これを細くつぶしてカテーテルの中に納め、治療する部位まで運んでカテーテルから押し出す。そうすると、本来の太さに戻るため、狭くなったところが拡がり、再び管の中をものが移動できるようになる。さまざまな部位で用いられるが、有名なのは心臓の血管（冠動脈）が細くなって起こる心筋梗塞などの治療。冠動脈の場合には直径２mm程度の細いものが用いられるが、胆管の場合には6～10mm程度、消化管や大きい血管には20mm程度とさまざまな大きさのものが部位に合わせて使用される。基本的には網目であるためビニールのチューブとは異なるが、ビニール状に膜が巻かれたものもある。

腸閉塞

口から食道、胃、十二指腸、小腸、大腸と続く食べ物の通り道を消化管と呼ぶ。このうちの腸が詰まってしまった状態が腸閉塞。食べ物を通過させ、消化し吸収するのが消化管の仕事だが、実は消化管の中を通過するのは食べ物だけではなく、これを消化するために分泌される消化液も通過している。主に、胃や十二指腸で分泌されるその量は1日約10リットルもあり、大部分は大腸で吸収される。すなわち、何も食べていなくても、腸が詰まれば行き先がなくなった消化液がたまって腸はパンパンになり、最後は逆流してこれを吐くことになる。時には、腸が破裂することもある。取り敢えずの治療は溜まった内容物を取り除くことであり、しばしば鼻から長いチューブを腸まで挿入して抜く治療が行われる。

第3章

持つべきものは友達

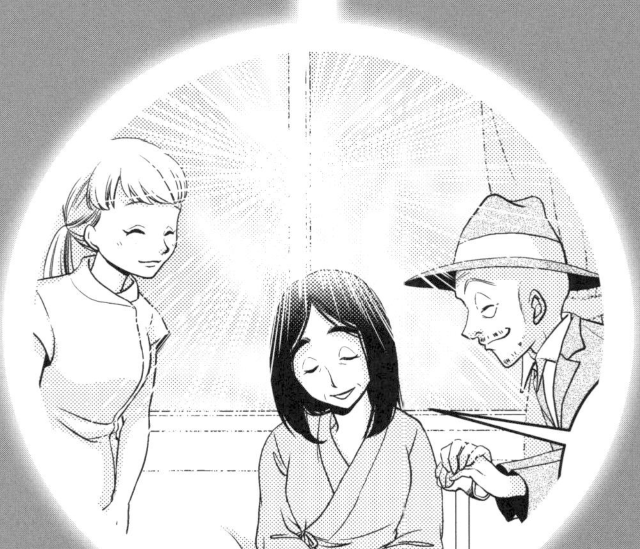

第3章 持つべきものは友達

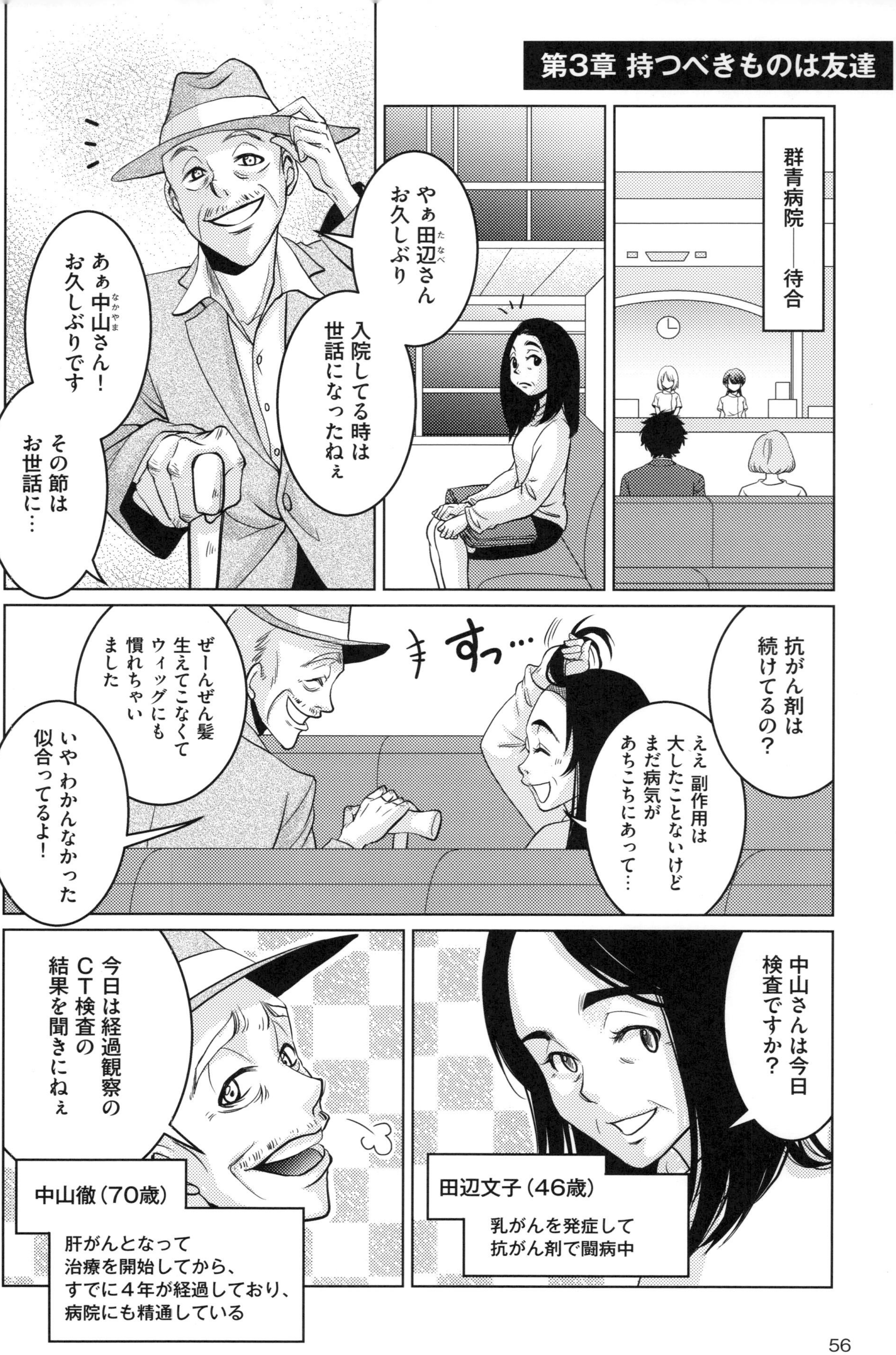

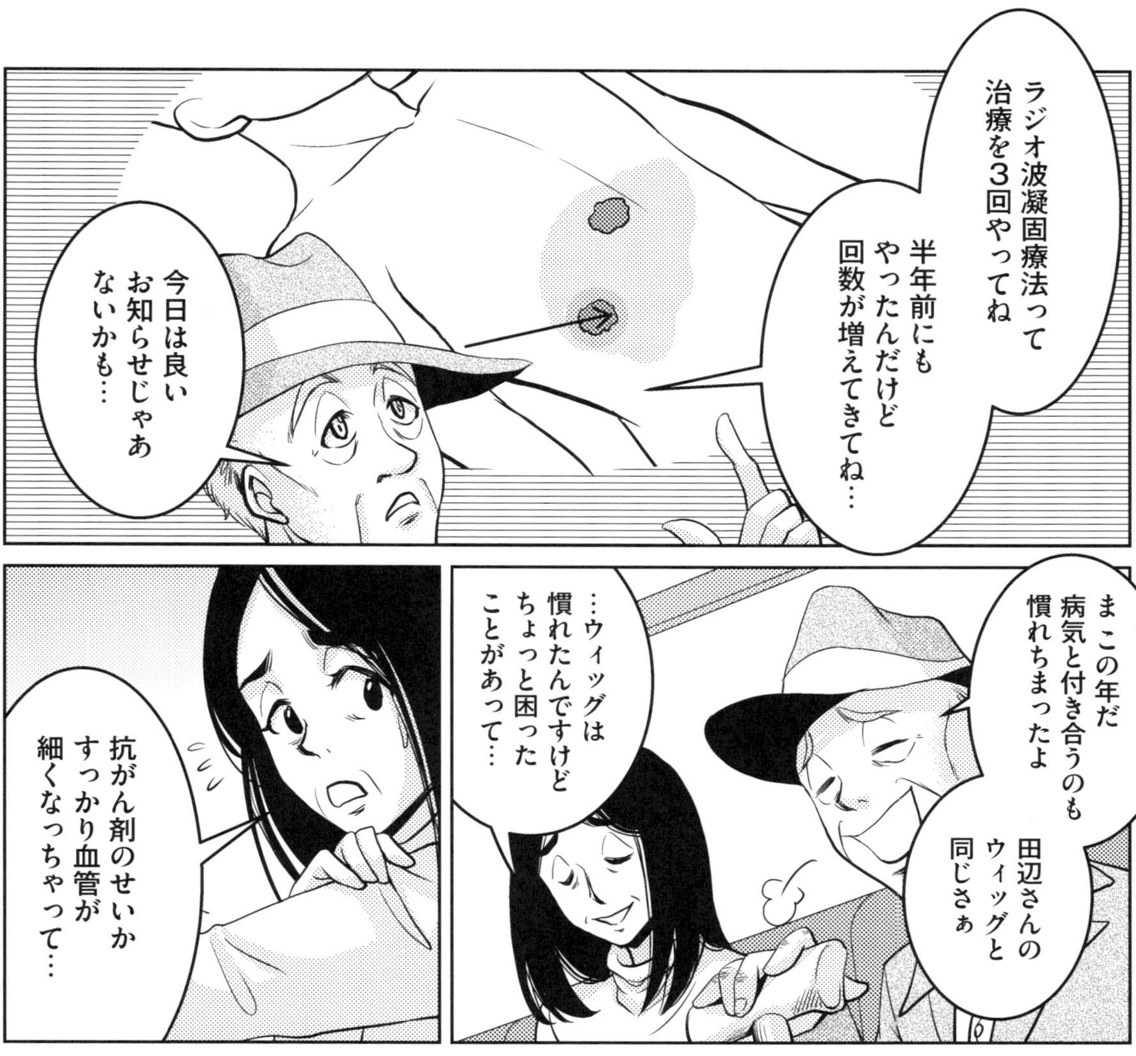
ラジオ波凝固療法って治療を3回やってね
半年前にもやったんだけど回数が増えてきてね…
今日は良いお知らせじゃぁないかも…
まこの年だ病気と付き合うのも慣れちまったよ
田辺さんのウィッグと同じさぁ
…ウィッグは慣れたんですけどちょっと困ったことがあって…
抗がん剤のせいかすっかり血管が細くなっちゃって…
あら？
あら？
採血やら点滴で何回もブスブス刺されて最悪です…
あそれなんか対処あるって聞いたよ
へー
前入院した時隣の患者さんがやってもらってすぐ退院してたよ
ホントですか！担当の先生に聞いてみます！

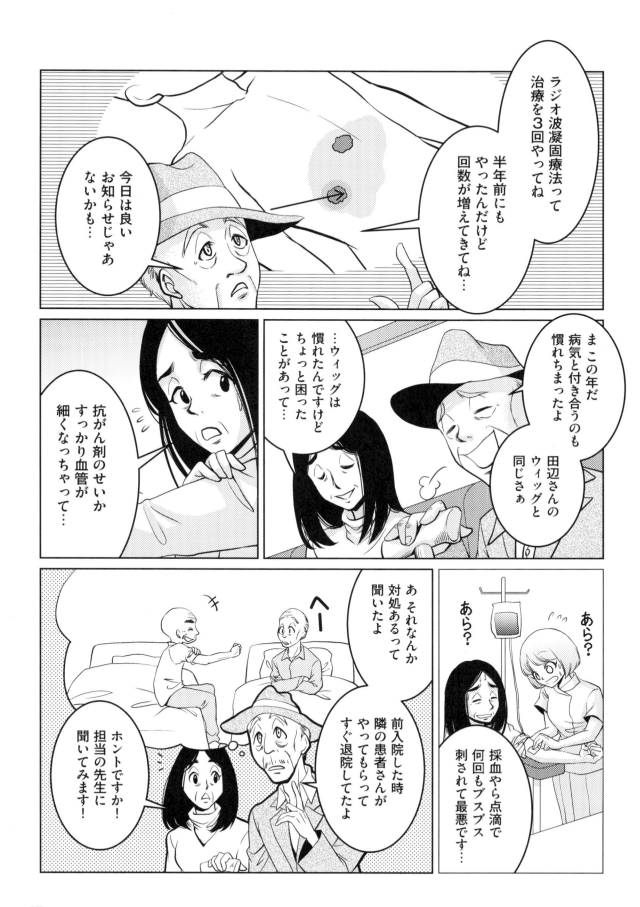

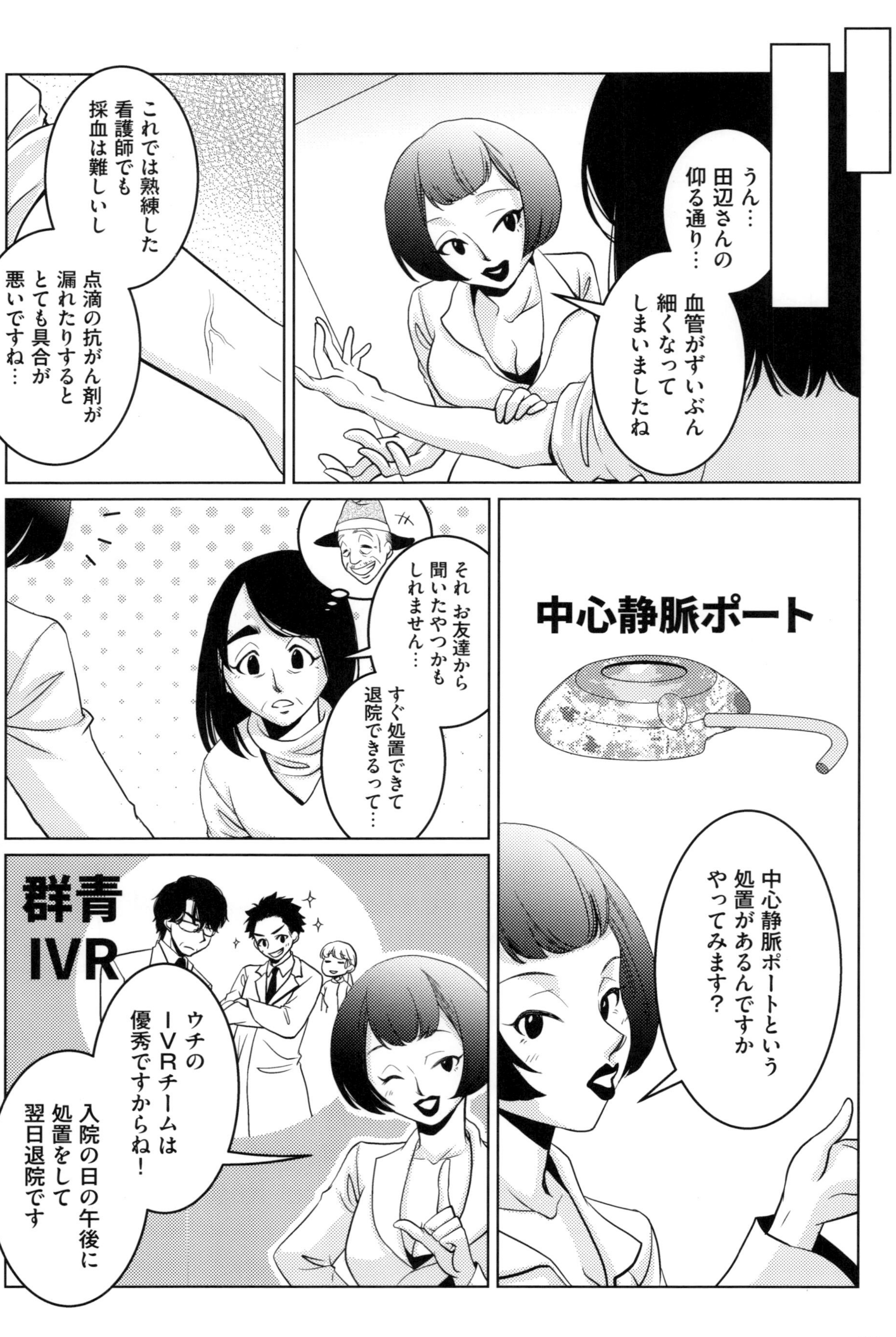
うん…田辺さんの仰る通り…血管がずいぶん細くなってしまいましたね
これでは熟練した看護師でも採血は難しいし
点滴の抗がん剤が漏れたりするととても具合が悪いですね…
中心静脈ポート
中心静脈ポートという処置があるんですかやってみます?
それ お友達から聞いたやつかもしれません…
すぐ処置できて退院できるって…
群青IVR
ウチのIVRチームは優秀ですからね!
入院の日の午後に処置をして翌日退院です

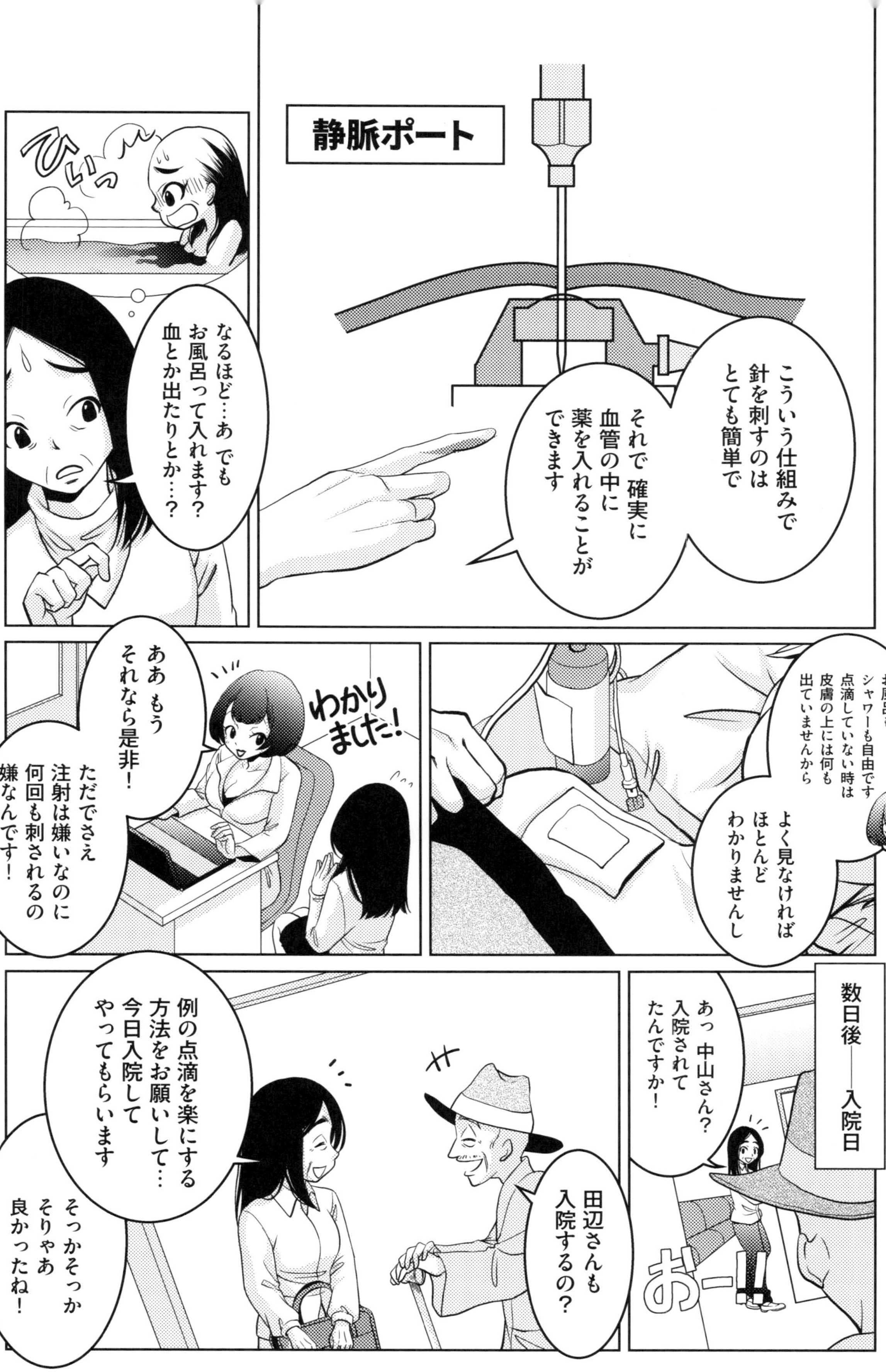
静脈ポート
こういう仕組みで針を刺すのはとても簡単で
それで確実に血管の中に薬を入れることができます
ひいっ
なるほど…あ でもお風呂って入れます？血とか出たりとか…？
お風呂もシャワーも自由です 点滴していない時は皮膚の上には何も出ていませんから
よく見なければほとんどわかりませんし
わかりました！
ああ もう それなら是非！
ただでさえ注射は嫌いなのに何回も刺されるの嫌なんです！
数日後――入院日
あっ 中山さん？入院されてたんですか！
おー
田辺さんも入院するの？
例の点滴を楽にする方法をお願いして…今日入院してやってもらいます
そっかそっか そりゃあ良かったね！

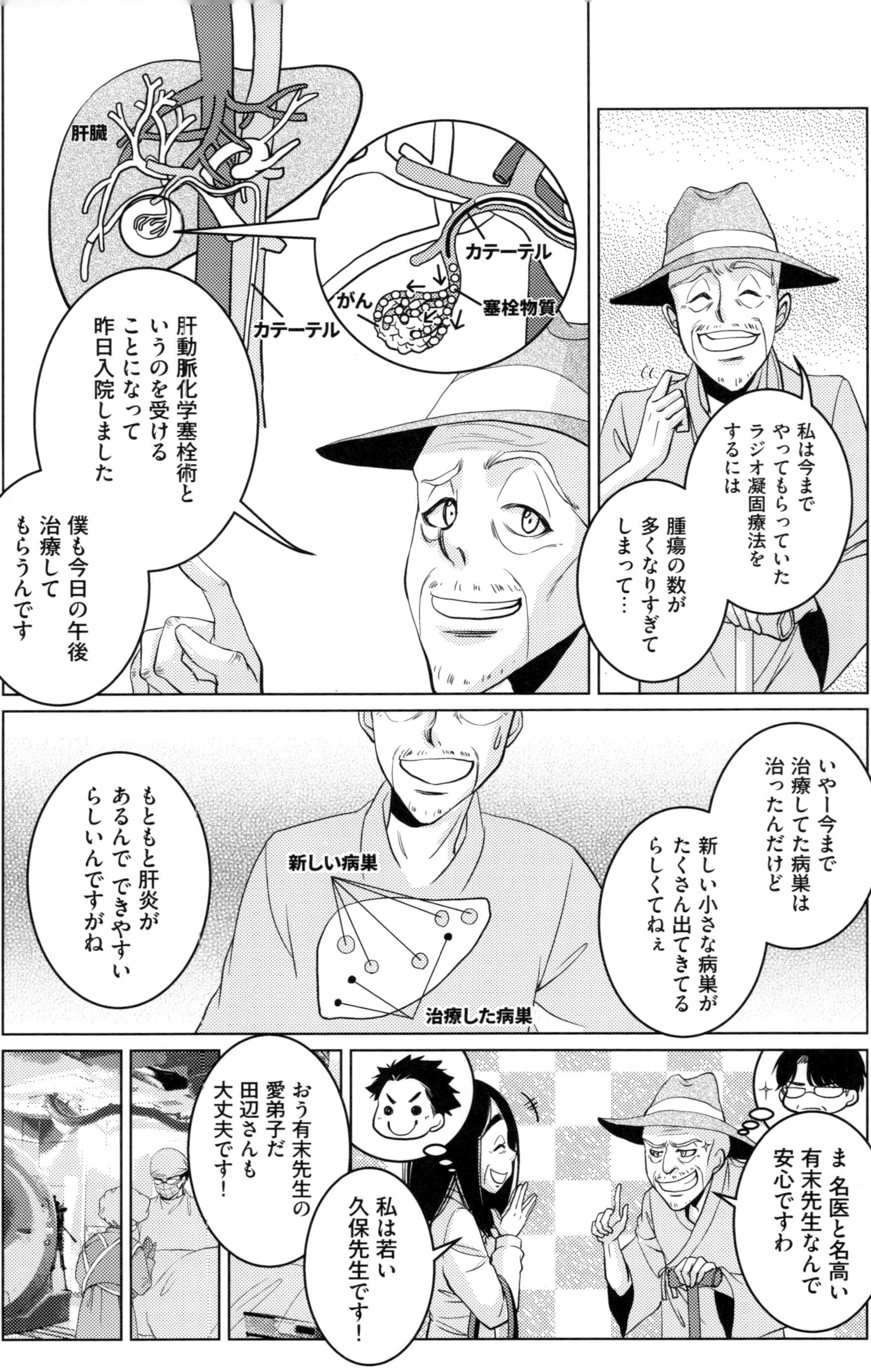

私は今まで
やってもらっていた
ラジオ凝固療法を
するには
腫瘍の数が
多くなりすぎて
しまって…
肝臓
カテーテル
がん
塞栓物質
カテーテル
肝動脈化学塞栓術と
いうのを受ける
ことになって
昨日入院しました
僕も今日の午後
治療して
もらうんです
いやー今まで
治療してた病巣は
治ったんだけど
新しい小さな病巣が
たくさん出てきてる
らしくてねぇ
新しい病巣
治療した病巣
もともと肝炎が
あるんで できやすい
らしいんですがね
ま 名医と名高い
有末先生なんで
安心ですわ
私は若い
久保先生です!
おぅ有末先生の
愛弟子だ
田辺さんも
大丈夫です!

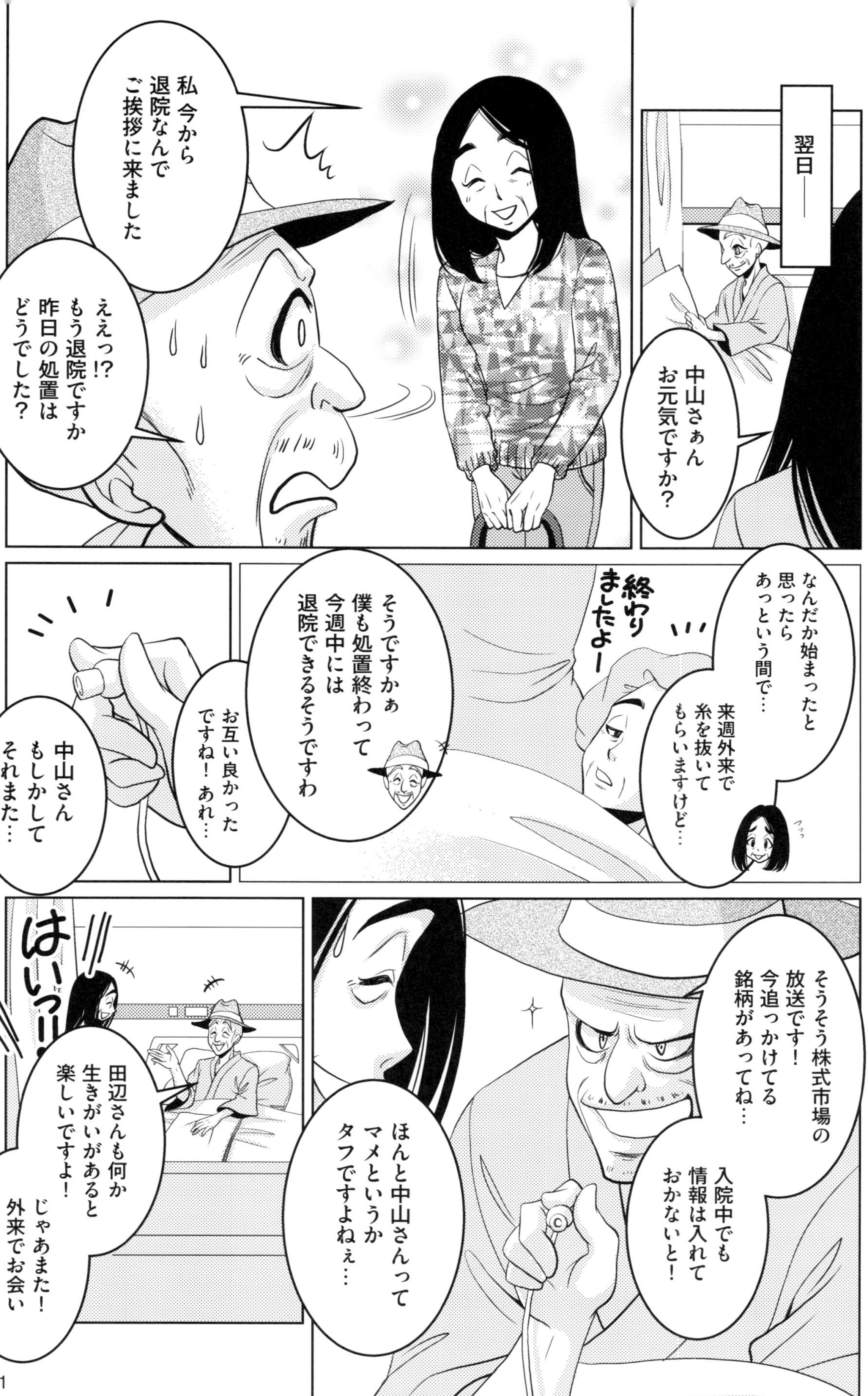
翌日――
中山さぁん お元気ですか？
私 今から退院なんで ご挨拶に来ました
ええっ!? もう退院ですか 昨日の処置はどうでした？
なんだか始まったと思ったら あっという間で…
来週外来で糸を抜いてもらいますけど…
終わりましたよー
そうですかぁ 僕も処置終わって 今週中には 退院できるそうですわ
お互い良かったですね！ あれ…
中山さん もしかして それまた…
そうそう株式市場の 放送です！ 今追っかけてる 銘柄があってね…
入院中でも 情報は入れて おかないと！
ほんと中山さんって マメというか タフですよねぇ…
はいっ!!
田辺さんも何か 生きがいがあると 楽しいですよ！
じゃあまた！ 外来でお会い しましょう！

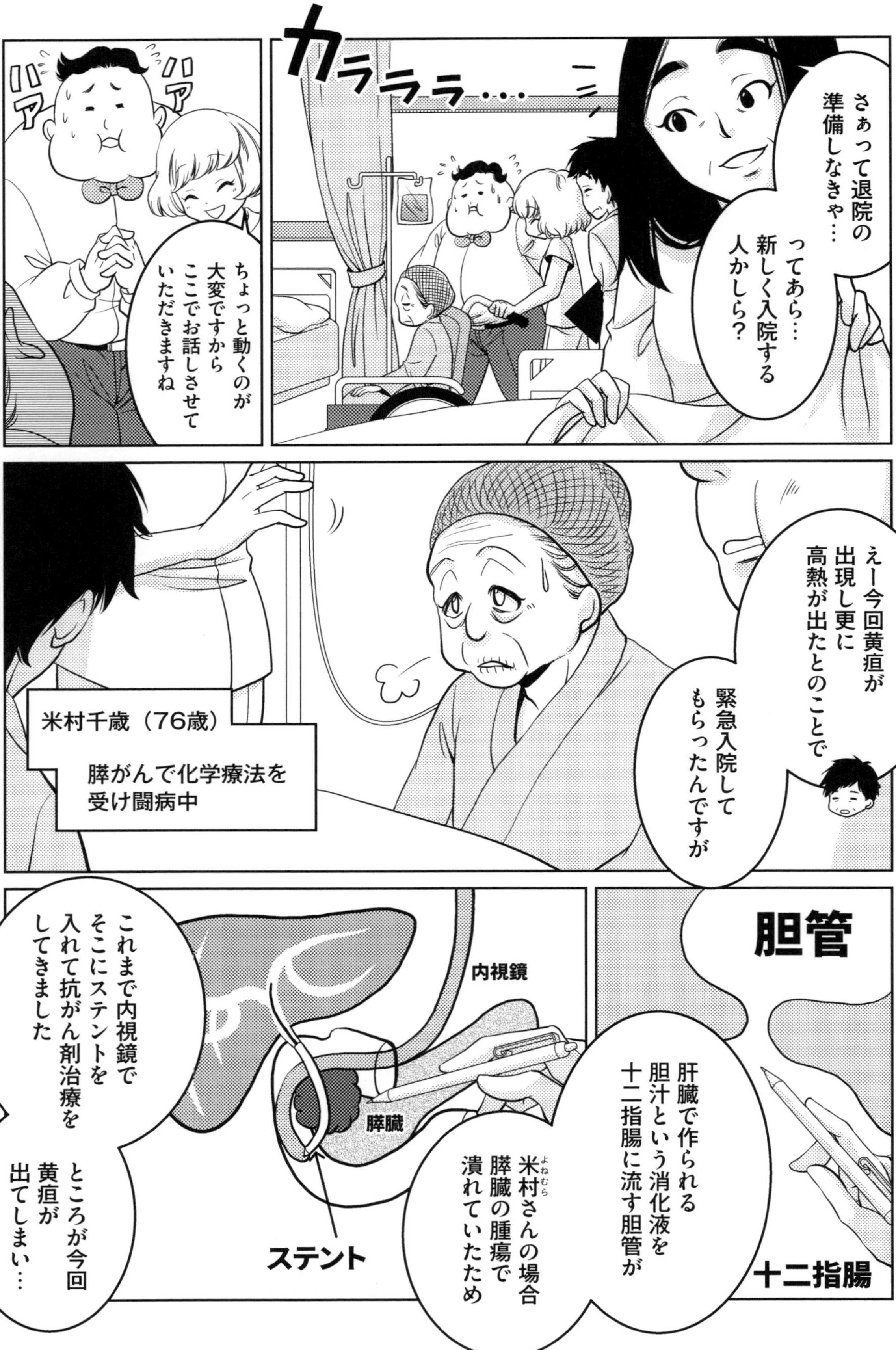
カラララ…
さぁって退院の準備しなきゃ…
ってあら…新しく入院する人かしら？
ハァ
ハァ
ちょっと動くのが大変ですからここでお話しさせていただきますね
えー今回黄疸が出現し更に高熱が出たとのことで
緊急入院してもらったんですが
米村千歳（76歳）
膵がんで化学療法を受け闘病中
胆管
十二指腸
肝臓で作られる胆汁という消化液を十二指腸に流す胆管が
米村《よねむら》さんの場合膵臓の腫瘍で潰れていたため
内視鏡
膵臓
ステント
これまで内視鏡でそこにステントを入れて抗がん剤治療をしてきました
ところが今回黄疸が出てしまい…

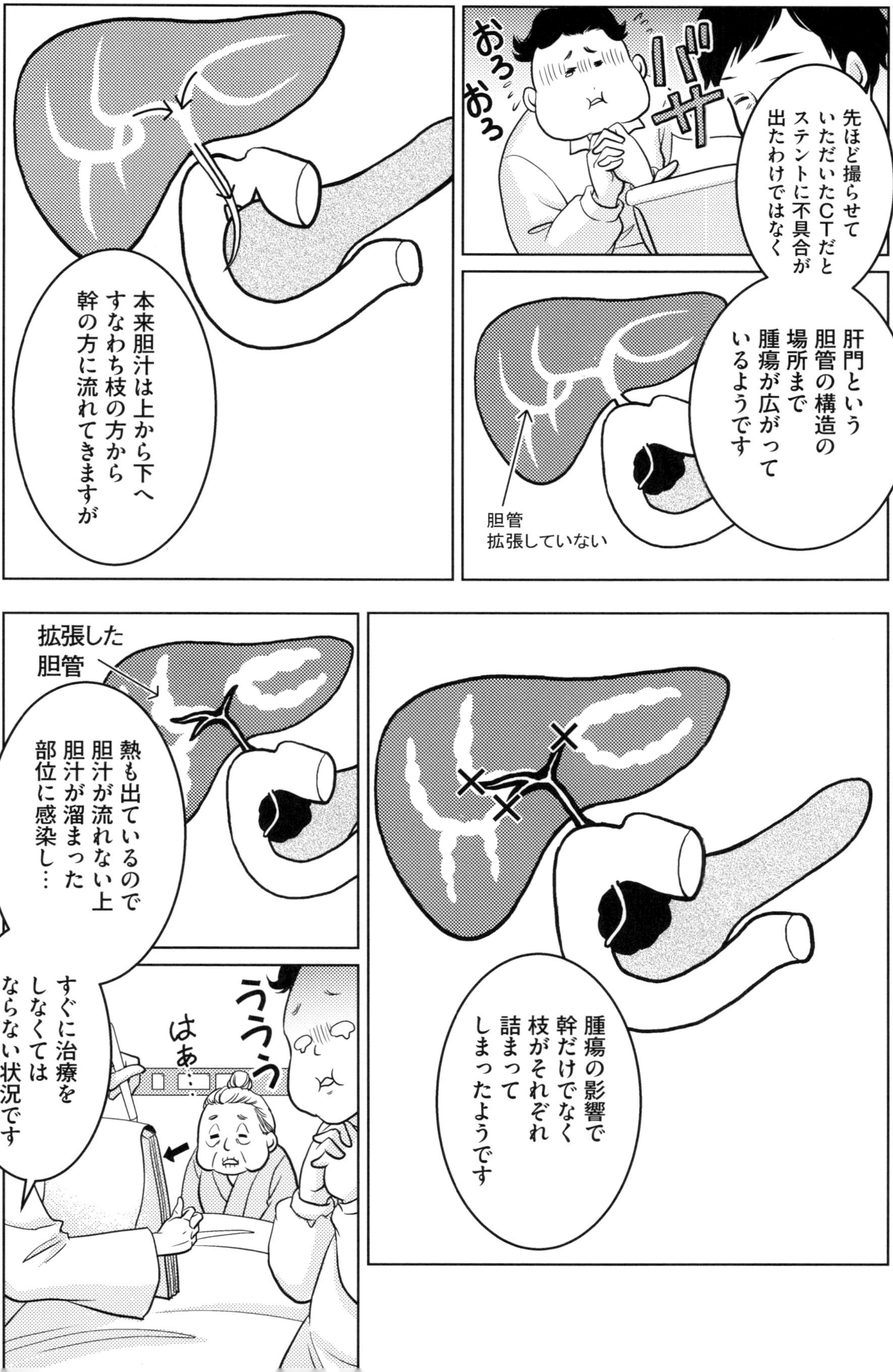
バサ
おろおろ
先ほど撮らせていただいたCTだとステントに不具合が出たわけではなく
本来胆汁は上から下へすなわち枝の方から幹の方に流れてきますが
肝門という胆管の構造の場所まで腫瘍が広がっているようです
胆管
拡張していない
腫瘍の影響で幹だけでなく枝がそれぞれ詰まってしまったようです
拡張した
胆管
熱も出ているので胆汁が流れない上胆汁が溜まった部位に感染し…
うう
はぁ…
すぐに治療をしなくてはならない状況です

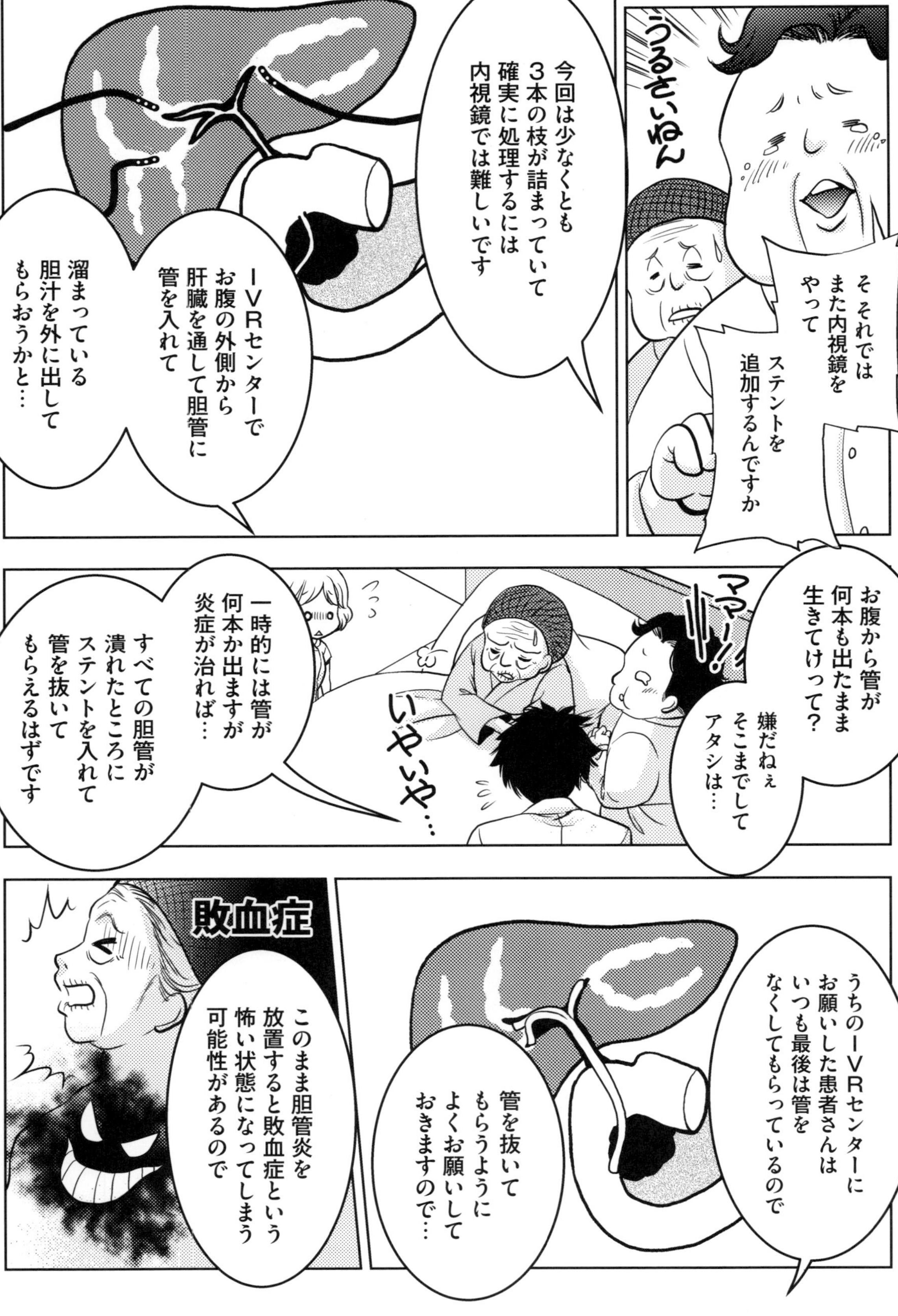
うるさいねん
そ それでは また内視鏡を やって ステントを 追加するんですか
今回は少なくとも 3本の枝が詰まっていて 確実に処理するには 内視鏡では難しいです
ＩＶＲセンターで お腹の外側から 肝臓を通して胆管に 管を入れて
溜まっている 胆汁を外に出して もらおうかと…
お腹から管が 何本も出たまま 生きてけって？
嫌だねぇ そこまでして アタシは…
ママー！
いやいや…
一時的には管が 何本か出ますが 炎症が治れば…
すべての胆管が 潰れたところに ステントを入れて 管を抜いて もらえるはずです
うちのＩＶＲセンターに お願いした患者さんは いつも最後は管を なくしてもらっているので
管を抜いて もらうように よくお願いして おきますので…
敗血症
このまま胆管炎を 放置すると敗血症という 怖い状態になってしまう 可能性があるので

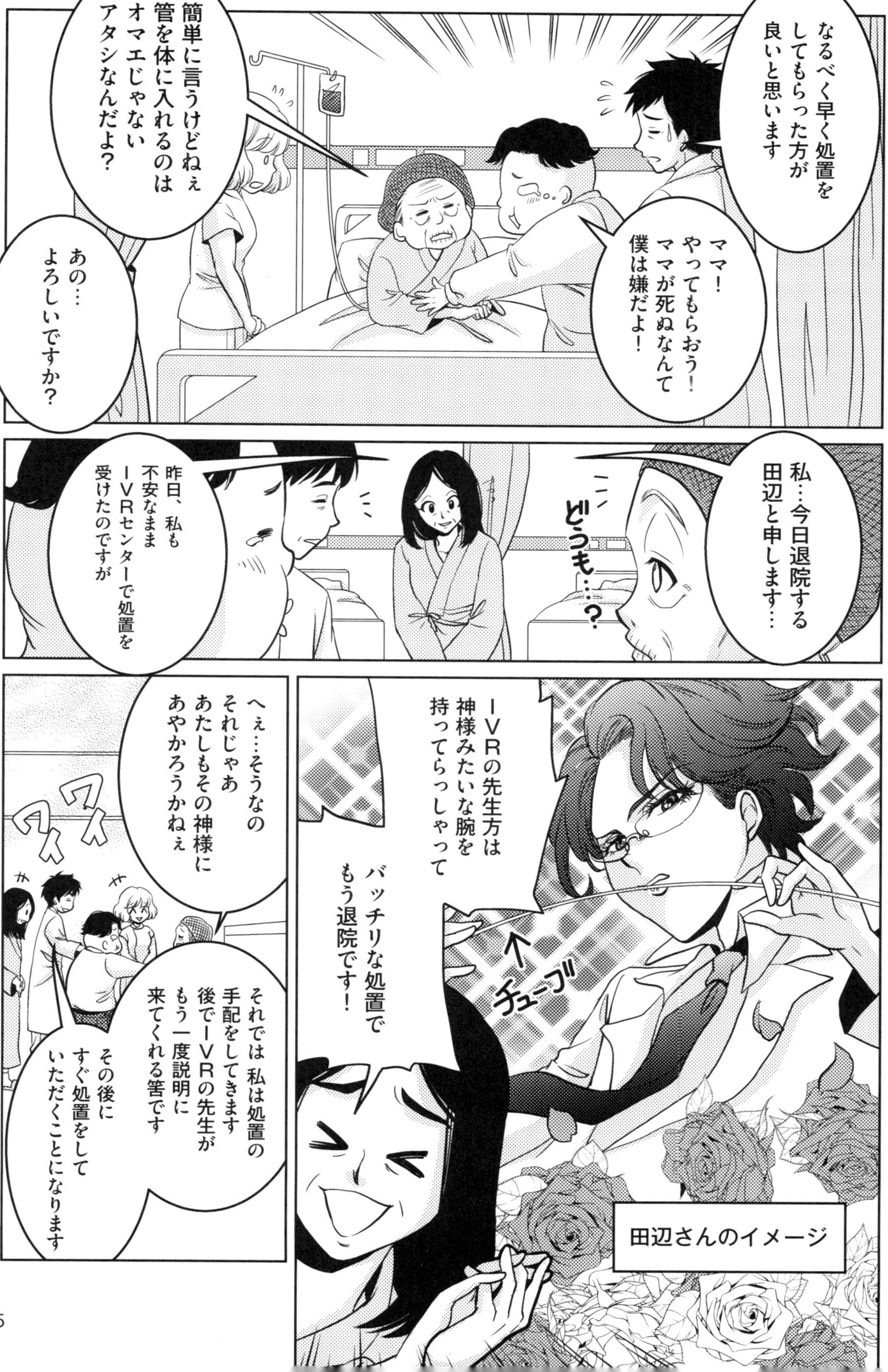
なるべく早く処置をしてもらった方が良いと思います
ママ！やってもらおう！ママが死ぬなんて僕は嫌だよ！
簡単に言うけどねぇ管を体に入れるのはオマエじゃないアタシなんだよ？
あの…よろしいですか？
私…今日退院する田辺と申します…
どうも…？
昨日、私も不安なままIVRセンターで処置を受けたのですが
IVRの先生方は神様みたいな腕を持ってらっしゃって
バッチリな処置でもう退院です！
チューブ
田辺さんのイメージ
へぇ…そうなのそれじゃああたしもその神様にあやかろうかねぇ
ワイワイ
それでは私は処置の手配をしてきます後でIVRの先生がもう一度説明に来てくれる筈です
その後にすぐ処置をしていただくことになります

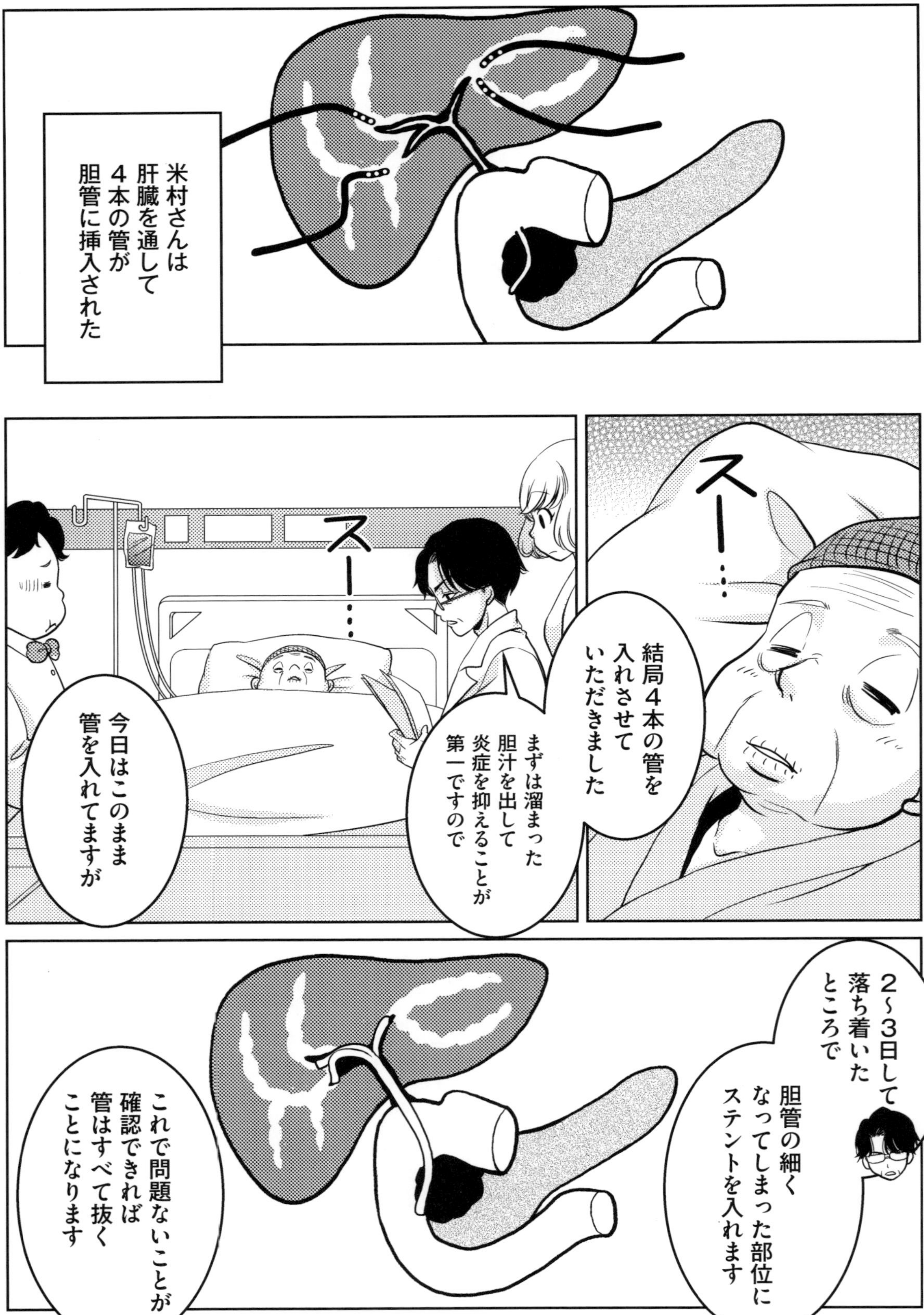
米村さんは
肝臓を通して
4本の管が
胆管に挿入された
スー…
結局4本の管を
入れさせて
いただきました
スー…
まずは溜まった
胆汁を出して
炎症を抑えることが
第一ですので
今日はこのまま
管を入れてますが
2〜3日して
落ち着いた
ところで
胆管の細く
なってしまった部位に
ステントを入れます
これで問題ないことが
確認できれば
管はすべて抜く
ことになります

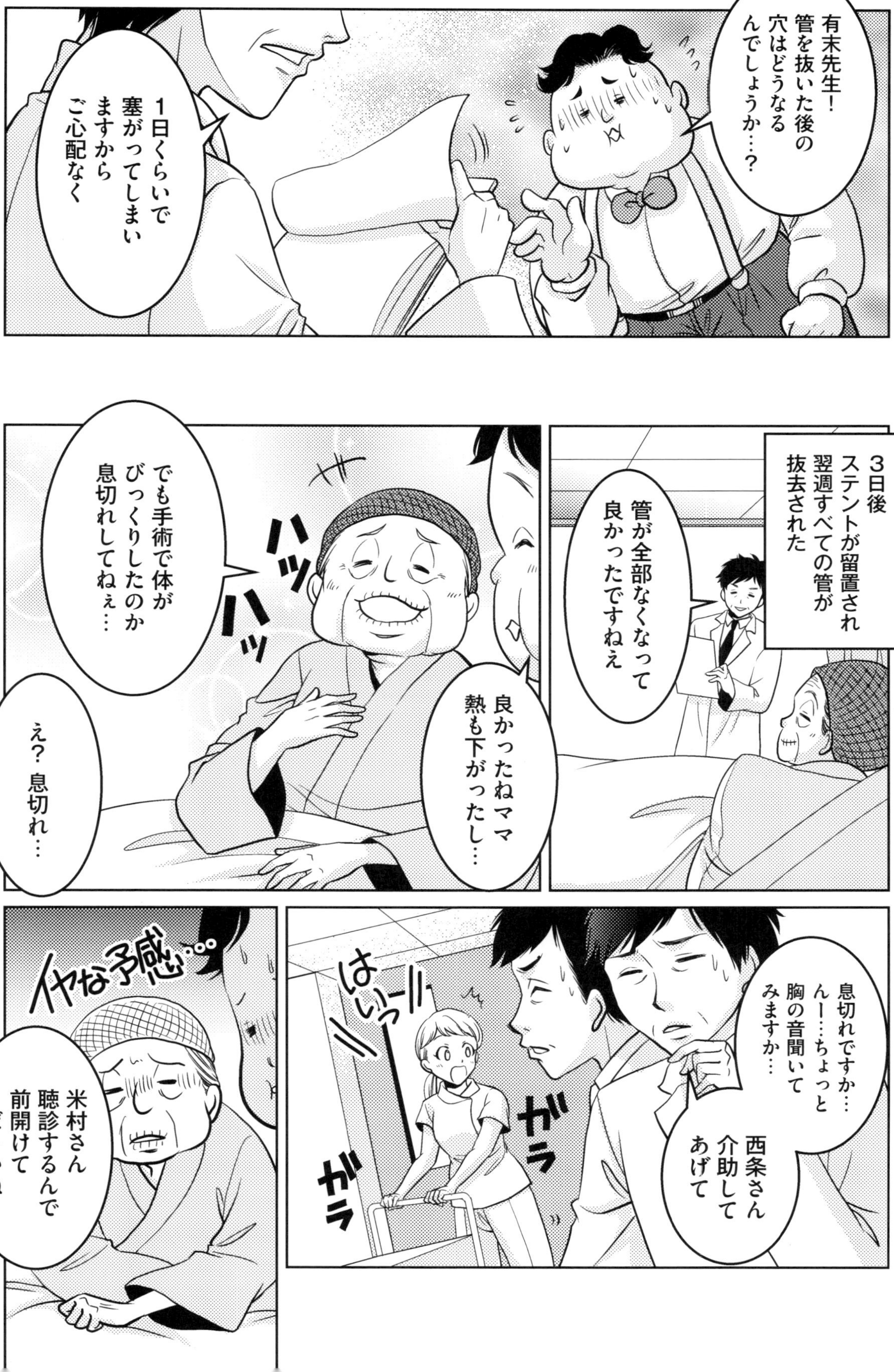
有末先生! 管を抜いた後の 穴はどうなる んでしょうか…?
1日くらいで 塞がってしまい ますから ご心配なく
3日後 ステントが留置され 翌週すべての管が 抜去された
管が全部なくなって 良かったですねえ
良かったねママ 熱も下がったし…
ハッ ハッ
でも手術で体が びっくりしたのか 息切れしてねぇ…
え? 息切れ…
息切れですか… んー…ちょっと 胸の音聞いて みますか…
西条さん 介助して あげて
はいっー!!
ガラ ガラ
イヤな予感…
米村さん 聴診するんで 前開けて くださいね

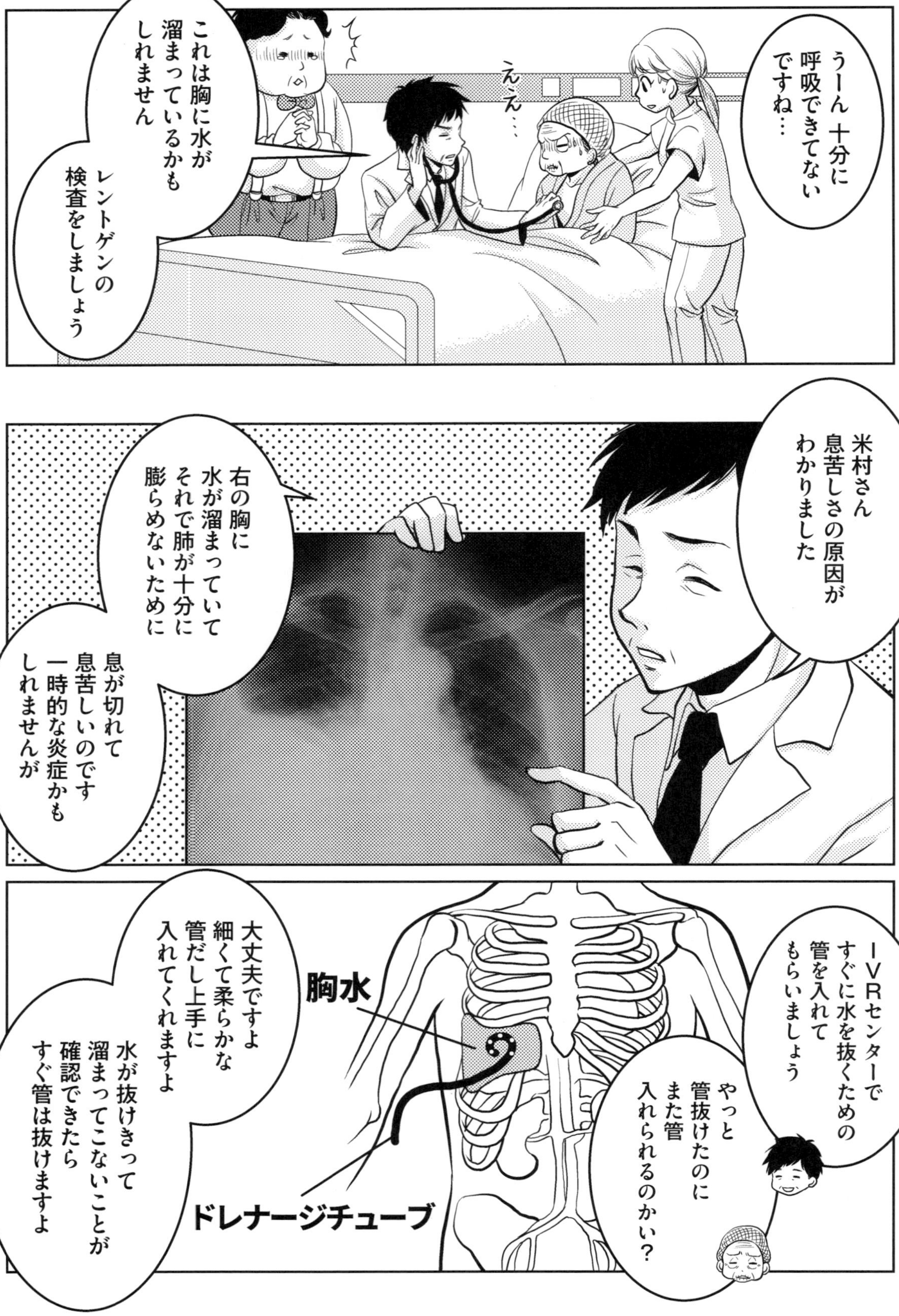
うーん 十分に呼吸できてないですね…
ええ…
これは胸に水が溜まっているかもしれません
レントゲンの検査をしましょう
米村さん息苦しさの原因がわかりました
右の胸に水が溜まっていてそれで肺が十分に膨らめないために
息が切れて息苦しいのです一時的な炎症かもしれませんが
IVRセンターですぐに水を抜くための管を入れてもらいましょう
やっと管抜けたのにまた管入れられるのかい?
大丈夫ですよ細くて柔らかな管だし上手に入れてくれますよ
水が抜けきってこないことが確認できたらすぐ管は抜けますよ
胸水
ドレナージチューブ

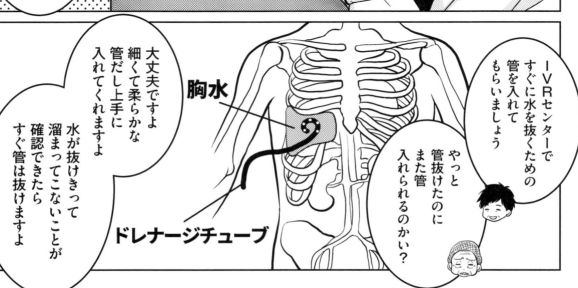

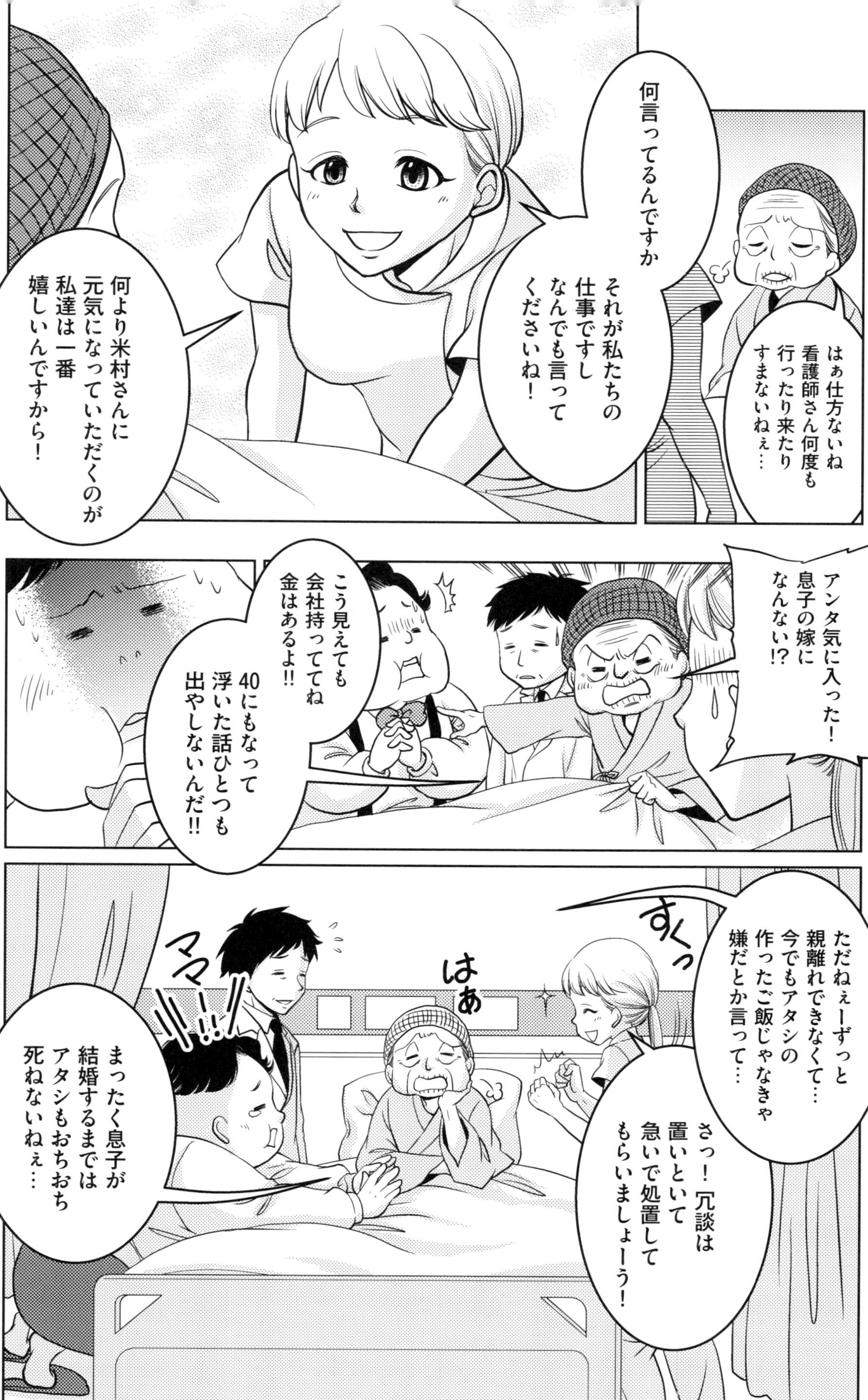
はぁ仕方ないね 看護師さん何度も 行ったり来たり すまないねぇ…
何言ってるんですか
それが私たちの 仕事ですし なんでも言って くださいね！
何より米村さんに 元気になっていただくのが 私達は一番 嬉しいんですから！
アンタ気に入った！ 息子の嫁に なんない!?
こう見えても 会社持っててね 金はあるよ!!
40にもなって 浮いた話ひとつも 出やしないんだ!!
ただねぇーずっと 親離れできなくて… 今でもアタシの 作ったご飯じゃなきゃ 嫌だとか言って…
はぁ
ママー!!
まったく息子が 結婚するまでは アタシもおちおち 死ねないねぇ…
すくっ
さっ！冗談は 置いといて 急いで処置して もらいましょーう！

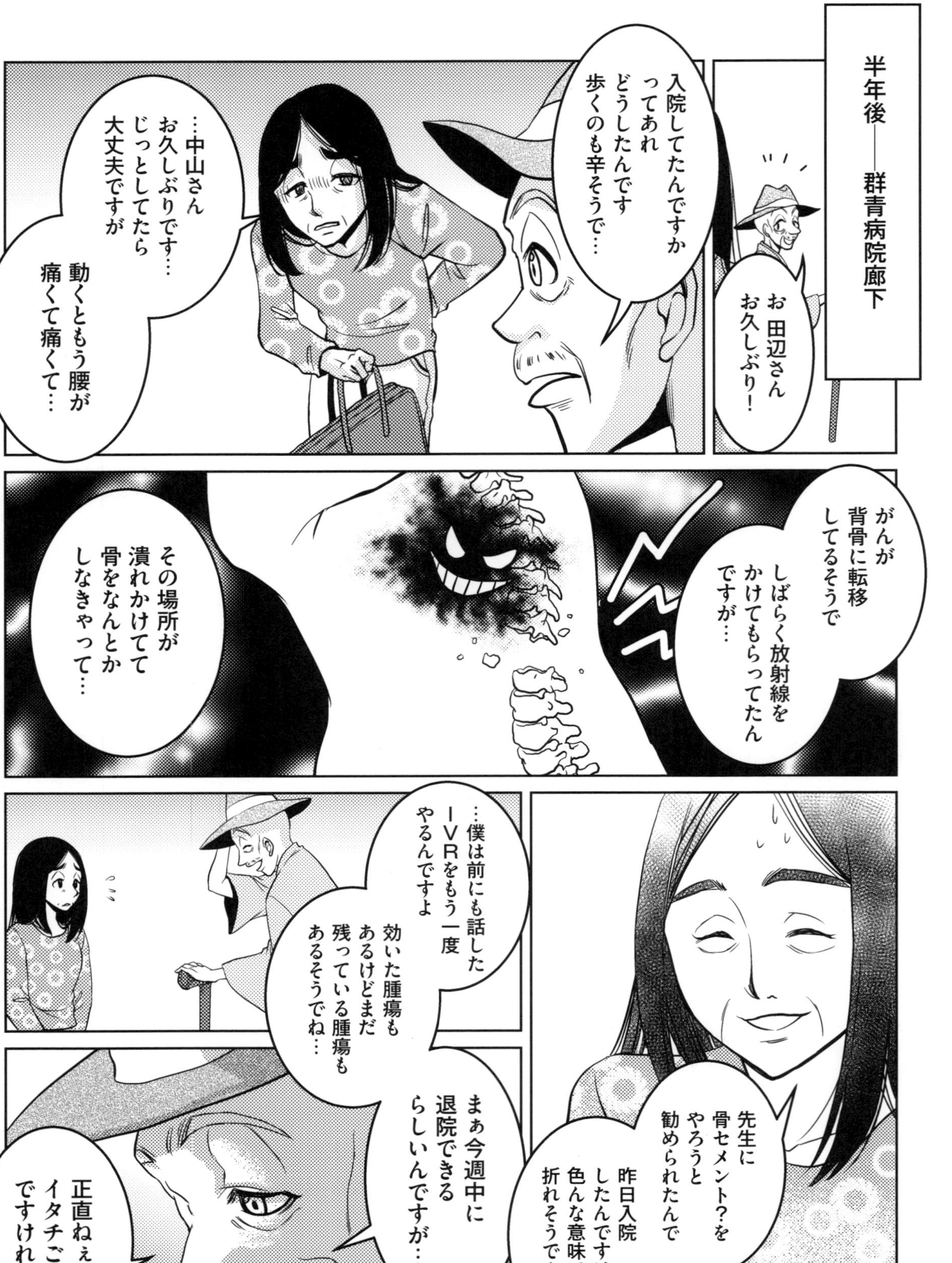
半年後——群青病院廊下
お田辺さん お久しぶり!
入院してたんですか ってあれ どうしたんです 歩くのも辛そうで…
…中山さん お久しぶりです… じっとしてたら 大丈夫ですが
動くともう腰が 痛くて痛くて…
がんが 背骨に転移 してるそうで
しばらく放射線を かけてもらってたん ですが…
その場所が 潰れかけてて 骨をなんとか しなきゃって…
先生に 骨セメント?を やろうと 勧められたんで
昨日入院 したんですけど… 色んな意味で 折れそうで…
…僕は前にも話した IVRをもう一度 やるんですよ
効いた腫瘍も あるけどまだ 残っている腫瘍も あるそうでね…
まぁ今週中に 退院できる らしいんですが…
正直ねぇ イタチごっこ ですけれど…

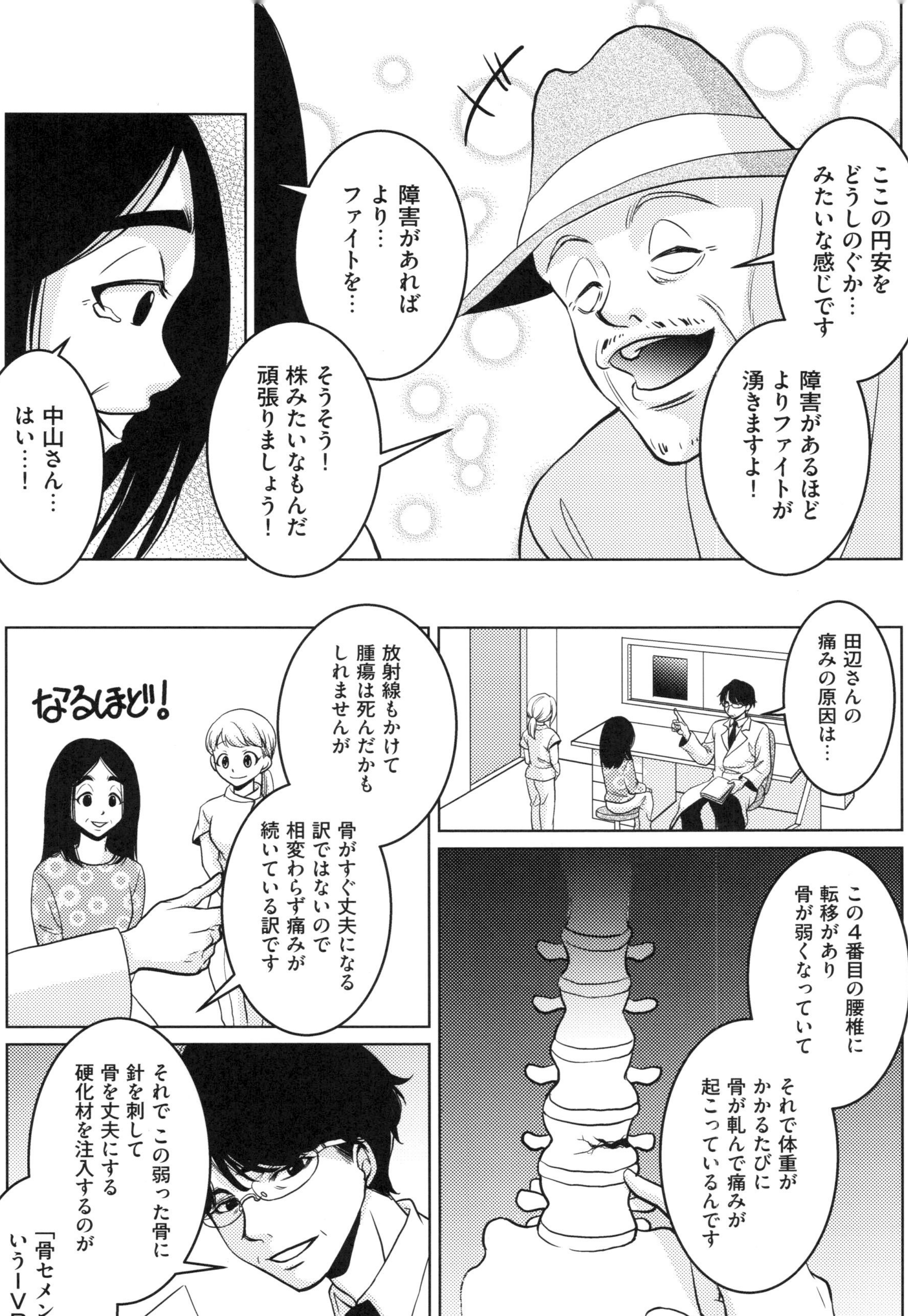

ここの円安を どうしのぐか… みたいな感じです
障害があるほど よりファイトが 湧きますよ！
障害があれば より… ファイトを…
そうそう！ 株みたいなもんだ 頑張りましょう！
中山さん… はい…！
田辺さんの 痛みの原因は…
この4番目の腰椎に 転移があり 骨が弱くなっていて
それで体重が かかるたびに 骨が軋んで痛みが 起こっているんです
放射線もかけて 腫瘍は死んだかも しれませんが
骨がすぐ丈夫になる 訳ではないので 相変わらず痛みが 続いている訳です
なるほど！
それでこの弱った骨に 針を刺して 骨を丈夫にする 硬化材を注入するのが 「骨セメント術」と いうIVRです

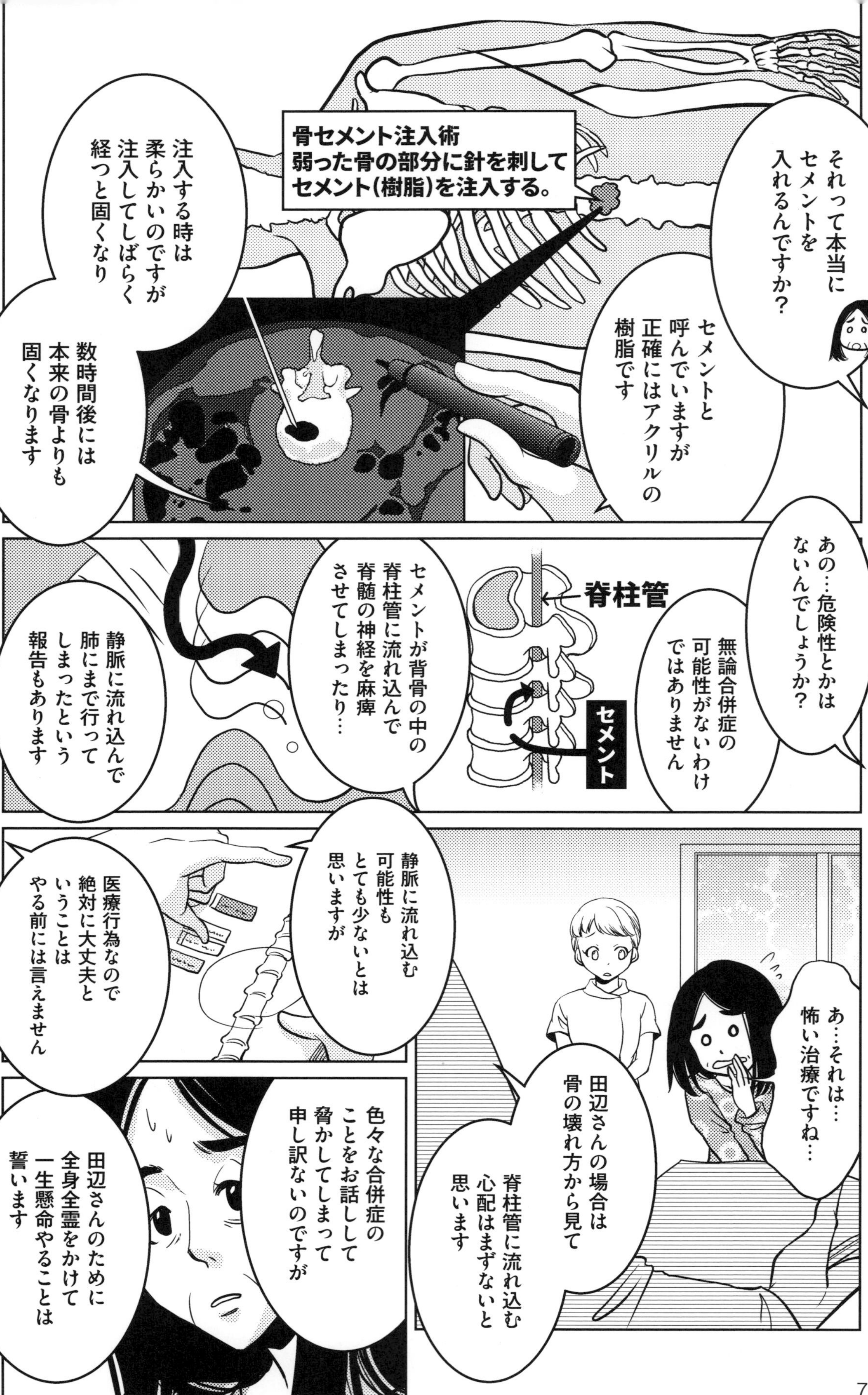
それって本当にセメントを入れるんですか？
骨セメント注入術
弱った骨の部分に針を刺してセメント（樹脂）を注入する。
セメントと呼んでいますが正確にはアクリルの樹脂です
注入する時は柔らかいのですが注入してしばらく経つと固くなり
数時間後には本来の骨よりも固くなります
あの…危険性とかはないんでしょうか？
無論合併症の可能性がないわけではありません
脊柱管
セメント
セメントが背骨の中の脊柱管に流れ込んで脊髄の神経を麻痺させてしまったり…
静脈に流れ込んで肺にまで行ってしまったという報告もあります
あ…それは…怖い治療ですね…
田辺さんの場合は骨の壊れ方から見て脊柱管に流れ込む心配はまずないと思います
静脈に流れ込む可能性もとても少ないとは思いますが
医療行為なので絶対に大丈夫ということはやる前には言えません
色々な合併症のことをお話しして脅かしてしまって申し訳ないのですが
田辺さんのために全身全霊をかけて一生懸命やることは誓います

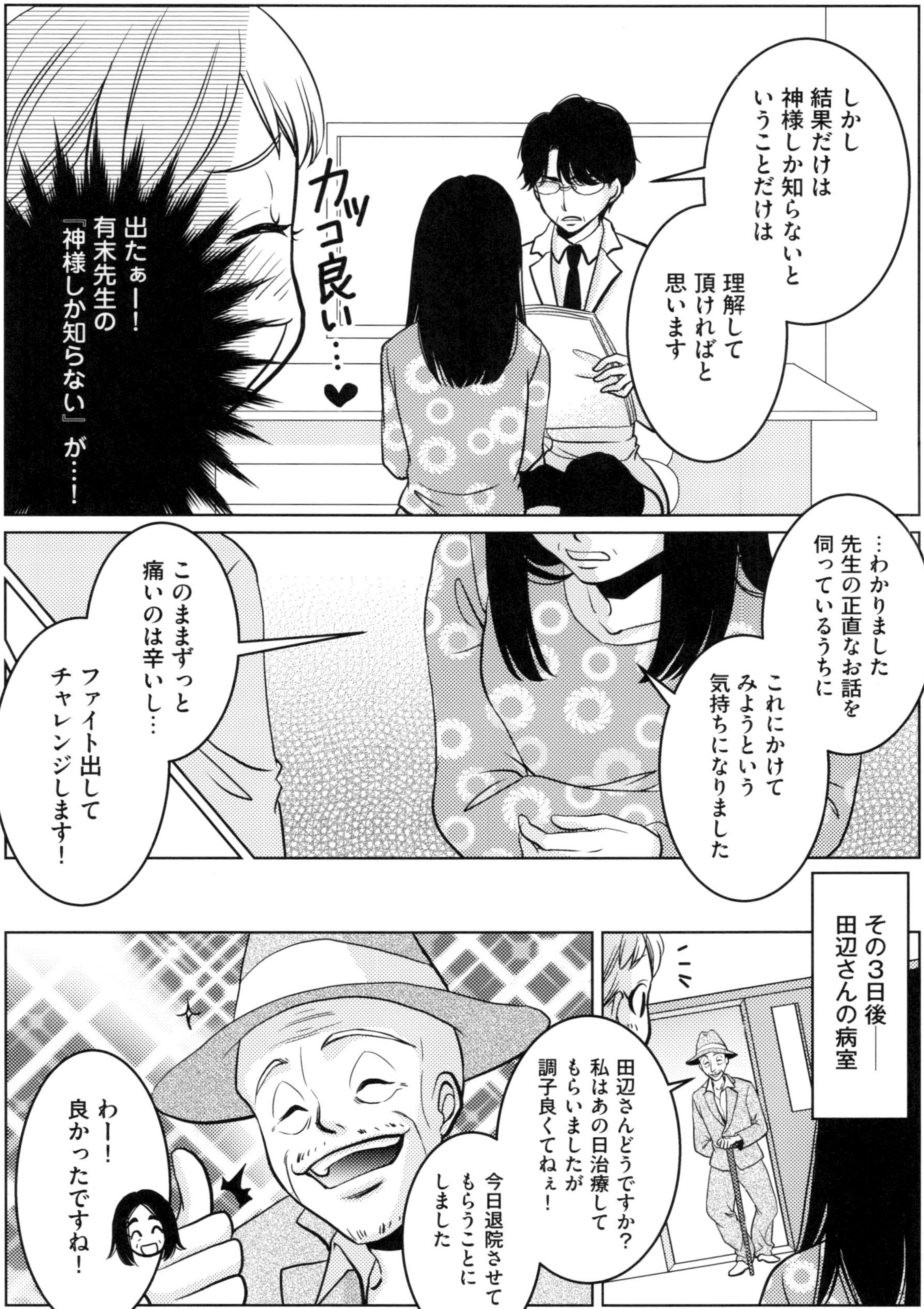
しかし
結果だけは
神様しか知らないと
いうことだけは
理解して
頂ければと
思います
カッコ良い…❤
出たぁー!
有末先生の
『神様しか知らない』が…!
…わかりました
先生の正直なお話を
伺っているうちに
これにかけて
みようという
気持ちになりました
このままずっと
痛いのは辛いし…
ファイト出して
チャレンジします!
その3日後
田辺さんの病室——
田辺さんどうですか?
私はあの日治療して
もらいましたが
調子良くてねぇ!
今日退院させて
もらうことに
しました
わー!
良かったですね!

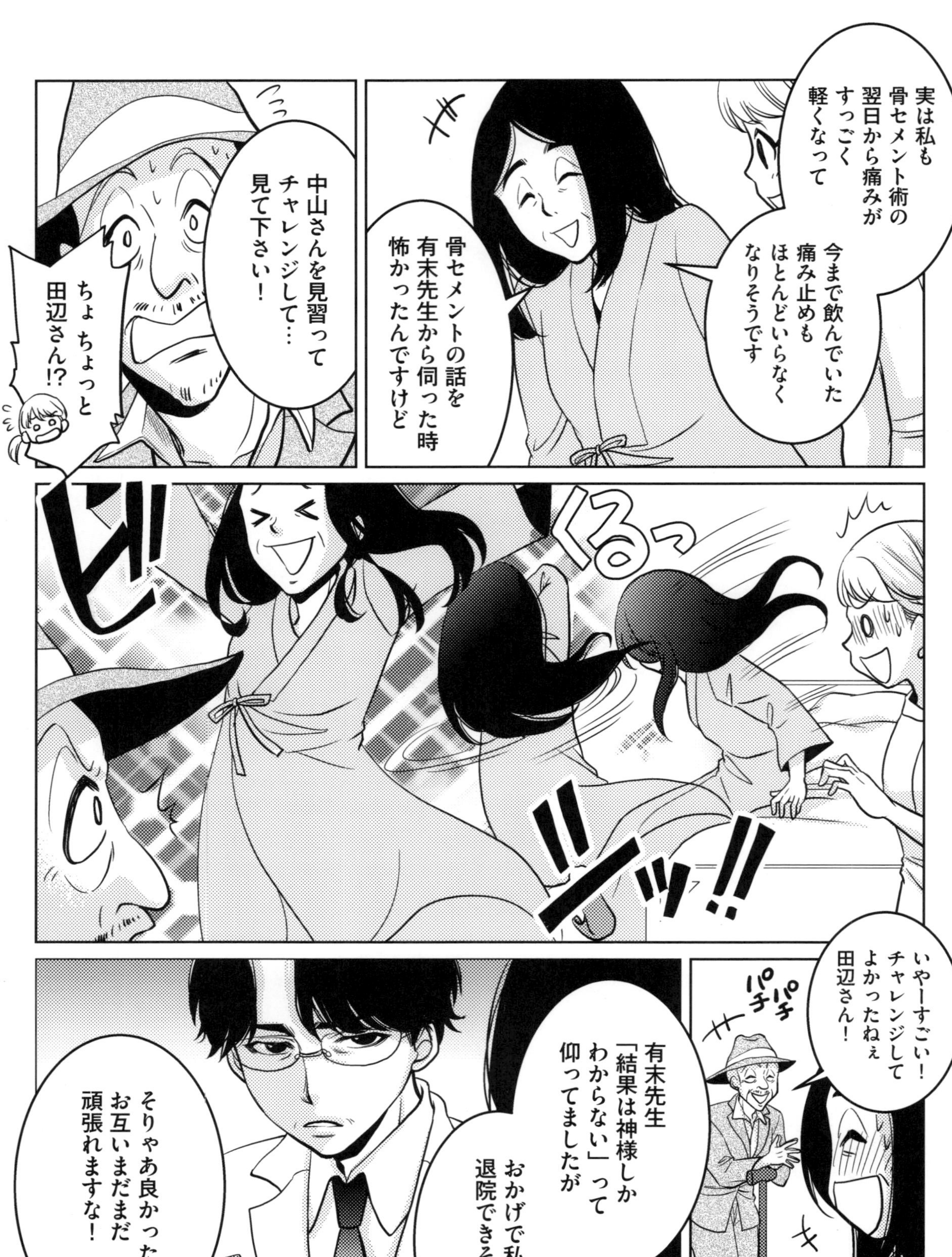
実は私も骨セメント術の翌日から痛みがすっごく軽くなって
今まで飲んでいた痛み止めもほとんどいらなくなりそうです
骨セメントの話を有末先生から伺った時怖かったんですけど
中山さんを見習ってチャレンジして…見て下さい！
ちょ ちょっと田辺さん!?
くるっ
いやーすごい！チャレンジしてよかったねぇ田辺さん！
パチパチ
有末先生「結果は神様しかわからない」って仰ってましたが
おかげで私も退院できそうで…
そりゃあ良かった…お互いまだまだ頑張れますな！

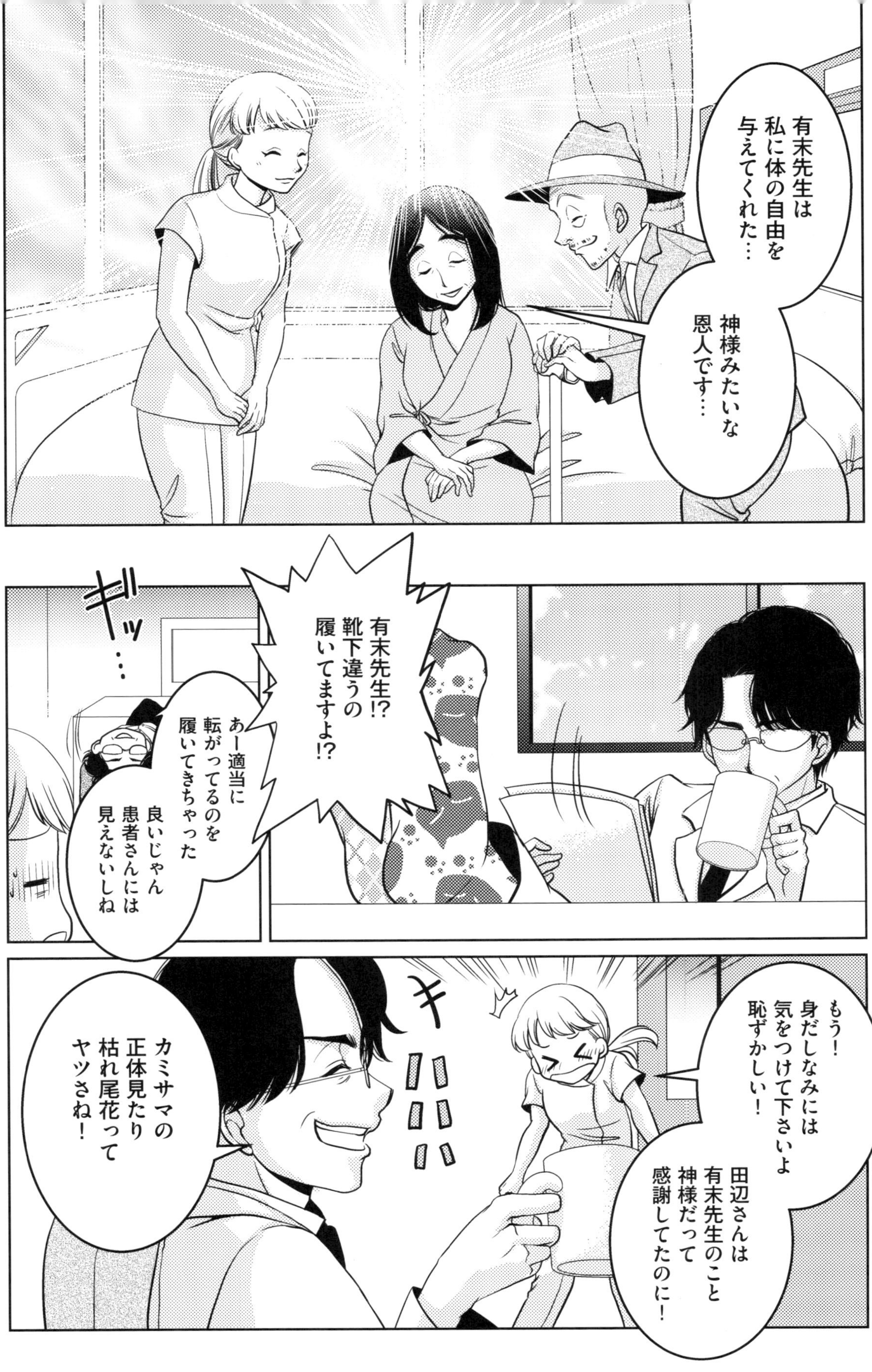
有末先生は私に体の自由を与えてくれた…
神様みたいな恩人です…
有末先生!? 靴下違うの履いてますよ!?
あー適当に転がってるのを履いてきちゃった
良いじゃん患者さんには見えないしね
ギッ…
もう! 身だしなみには気をつけて下さいよ 恥ずかしい!
田辺さんは有末先生のこと神様だって感謝してたのに!
キ
ハハハ
カミサマの正体見たり枯れ尾花ってヤツさね!

column 03
関連用語

ラジオ波焼灼療法

先端部周辺にラジオ波（電子レンジと同じ）を発生させる特殊な針をがんに直接刺して、熱でがんを死滅させる治療法。肝臓がんの治療にしばしば用いられ、うまく使用すれば完全にがんを死滅させることもできる。ただし、治療できる大きさに限界があり、大きながんやがんが多数存在するような場合には難しい。

肝動脈化学塞栓療法

血管に挿入したカテーテルの先端を腫瘍に血液を送り込んでいる動脈まで挿入し、抗がん剤を注入するとともに血管を詰めることでがんを抗がん剤漬けにし、かつ血液が来ない状態にすることでがんを治そうとする治療法。ラジオ波焼灼術で治療が難しいような肝臓がんにしばしば用いられる。世界中で行われているがmade in Japanの治療法であり、使用するカテーテルや装置、技術も日本発のものが多く、まさに日本のお家芸とも言えるIVR。

骨セメント

がんが転移した骨は弱くなり、力が加わるとひずみが生じる。ところが、痛みを感じる神経の多くが骨の表面にあるため、体を動かすたびに骨がひずみ、結果的に神経が刺激され痛みが生じる。この弱くなってしまった骨にセメントを注入して骨を強化し、動いても痛みが起こらないようにするのが、この骨セメント。正式には経皮的椎体形成術と呼ばれる。セメントと言ってもアクリル系の樹脂であり、初めは柔らかく液状であるため、針から注入することができるが、徐々に硬くなり、翌日には本来の骨よりも遥かに硬くなる。

中心静脈ポート

血管に留置したカテーテルとつないで、皮下に埋め込んでおく消しゴムくらいの大きさの器具。中央部に針をさせる部分があり、ここに針を刺すと、注入した薬剤が血管の中に流れていく。血管に針を刺すことに比べれば針を刺すのがずっと簡単であり、かつ、点滴中に血管が破れて薬が皮下に漏れてしまうといった心配がない。抗がん剤治療ではしばしば血管が細くなり、注射が難しくなるため、長期に抗がん剤治療を行わなくてはならない患者さんの治療に活用される。

閉塞性黄疸に対するステント治療

がんで胆汁の流れ道が塞がって発生する閉塞性黄疸に対し、ステントを留置することで胆汁の流れを回復させる治療法。これにより、肝臓で作られた胆汁の排出が回復し、ドレナージチューブがいらなくなる。IVRでは体表面からカテーテルを挿入して行うが、口から挿入した内視鏡経由でステントを挿入する場合もある。ただし、ステントが詰まることがあり、また、病気が進行してくると、上流の胆管（木で言えば幹ではなく、枝の部分）にまで狭い部分が広がるため治療が難しくなる。

第4章

久保先生鷹になる!?

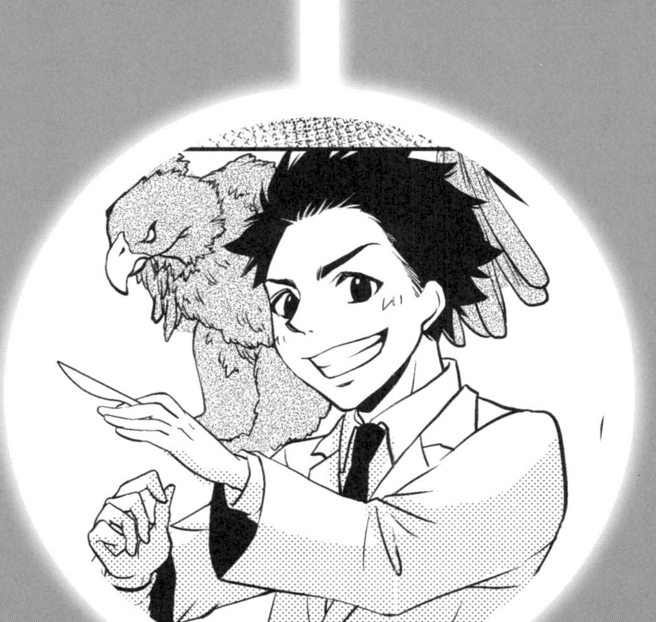

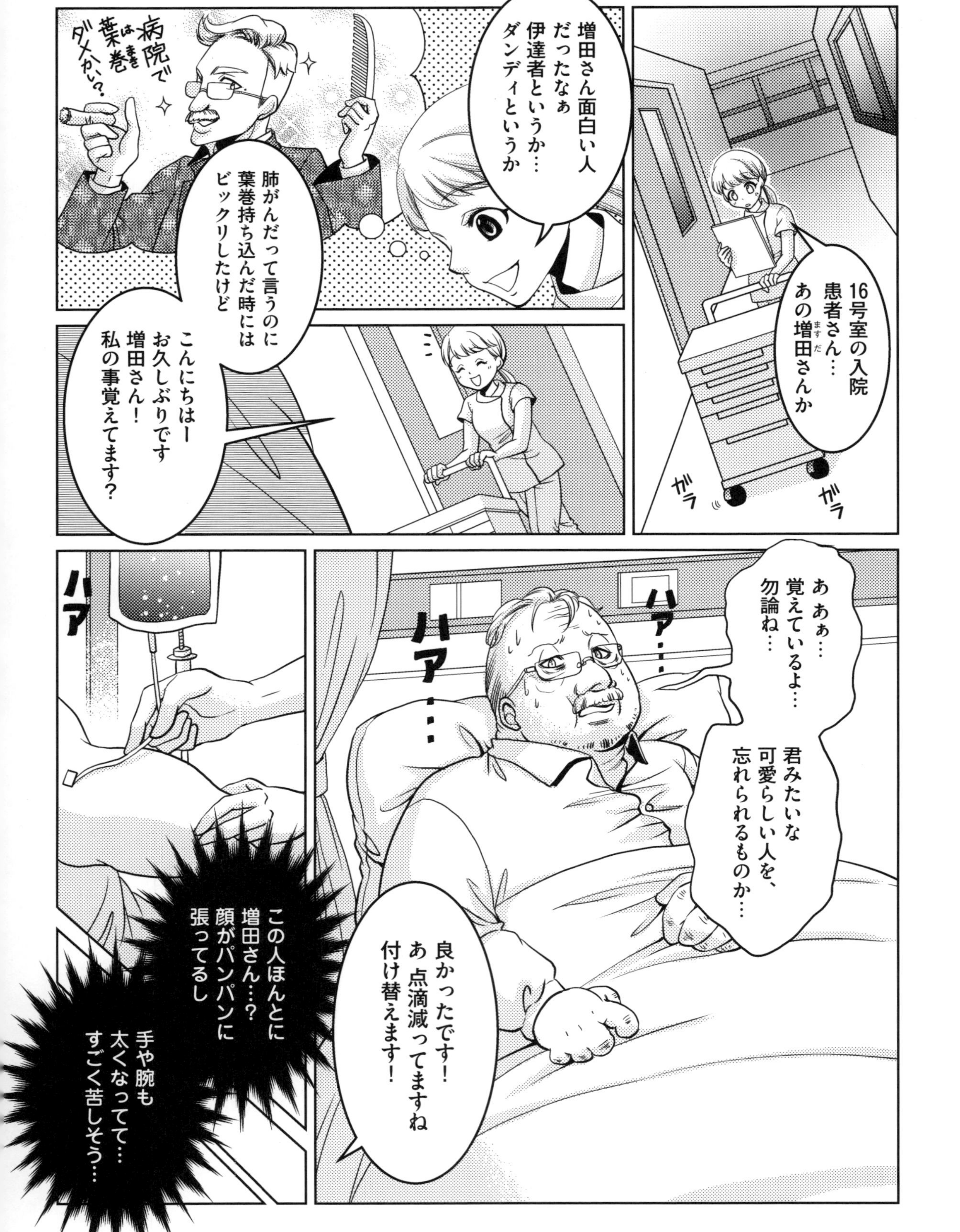
16号室の入院患者さん… あの増《ます》田《だ》さんか
ガラ
ガラ
増田さん面白い人だったなぁ 伊達者というか… ダンディというか
病院で葉《は》巻《まき》ダメかい?
肺がんだって言うのに葉巻持ち込んだ時にはビックリしたけど
こんにちはー お久しぶりです 増田さん! 私の事覚えてます?
ハア…
ハア…
あぁ… 覚えているよ… 勿論ね…
君みたいな可愛らしい人を、忘れられるものか…
良かったです! あ 点滴減ってますね 付け替えます!
ハア
この人ほんとに増田さん…? 顔がパンパンに張ってるし
手や腕も太くなってて… すごく苦しそう…

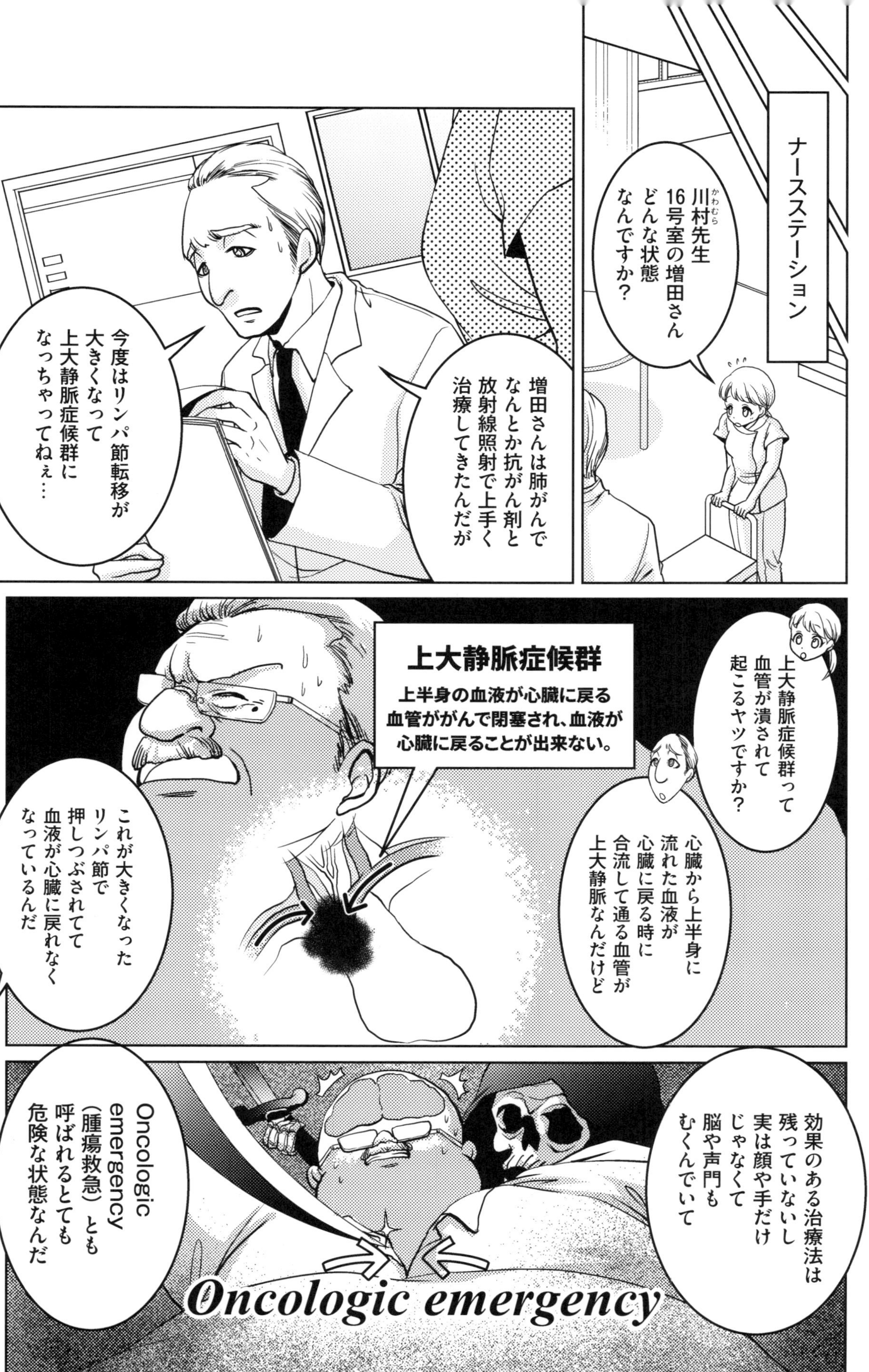
ナースステーション
川村《かわむら》先生 16号室の増田さん どんな状態 なんですか？
増田さんは肺がんで なんとか抗がん剤と 放射線照射で上手く 治療してきたんだが
今度はリンパ節転移が 大きくなって 上大静脈症候群に なっちゃってねぇ…
上大静脈症候群って 血管が潰されて 起こるヤツですか？
上大静脈症候群
上半身の血液が心臓に戻る血管ががんで閉塞され、血液が心臓に戻ることが出来ない。
心臓から上半身に 流れた血液が 心臓に戻る時に 合流して通る血管が 上大静脈なんだけど
これが大きくなった リンパ節で 押しつぶされてて 血液が心臓に戻れなく なっているんだ
効果のある治療法は 残っていないし 実は顔や手だけ じゃなくて 脳や声門も むくんでいて
Oncologic emergency (腫瘍救急) とも 呼ばれるとても 危険な状態なんだ
Oncologic emergency

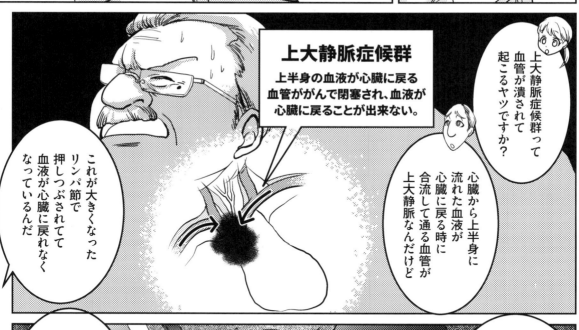

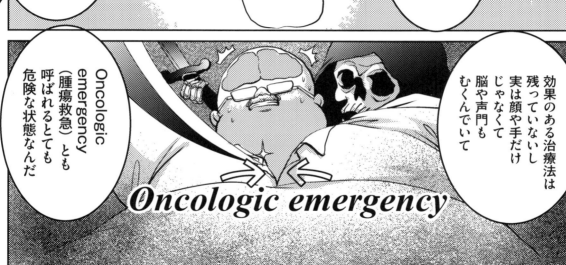

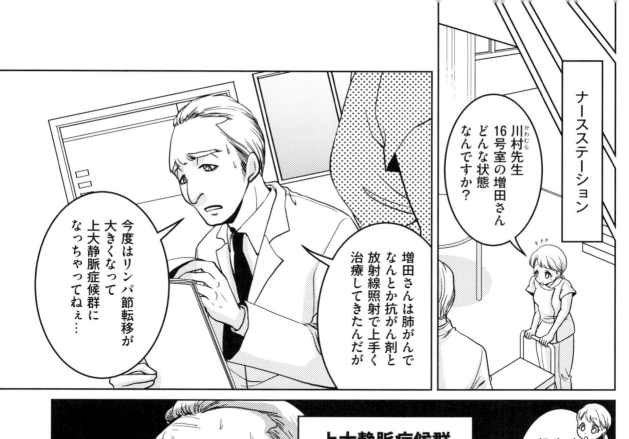

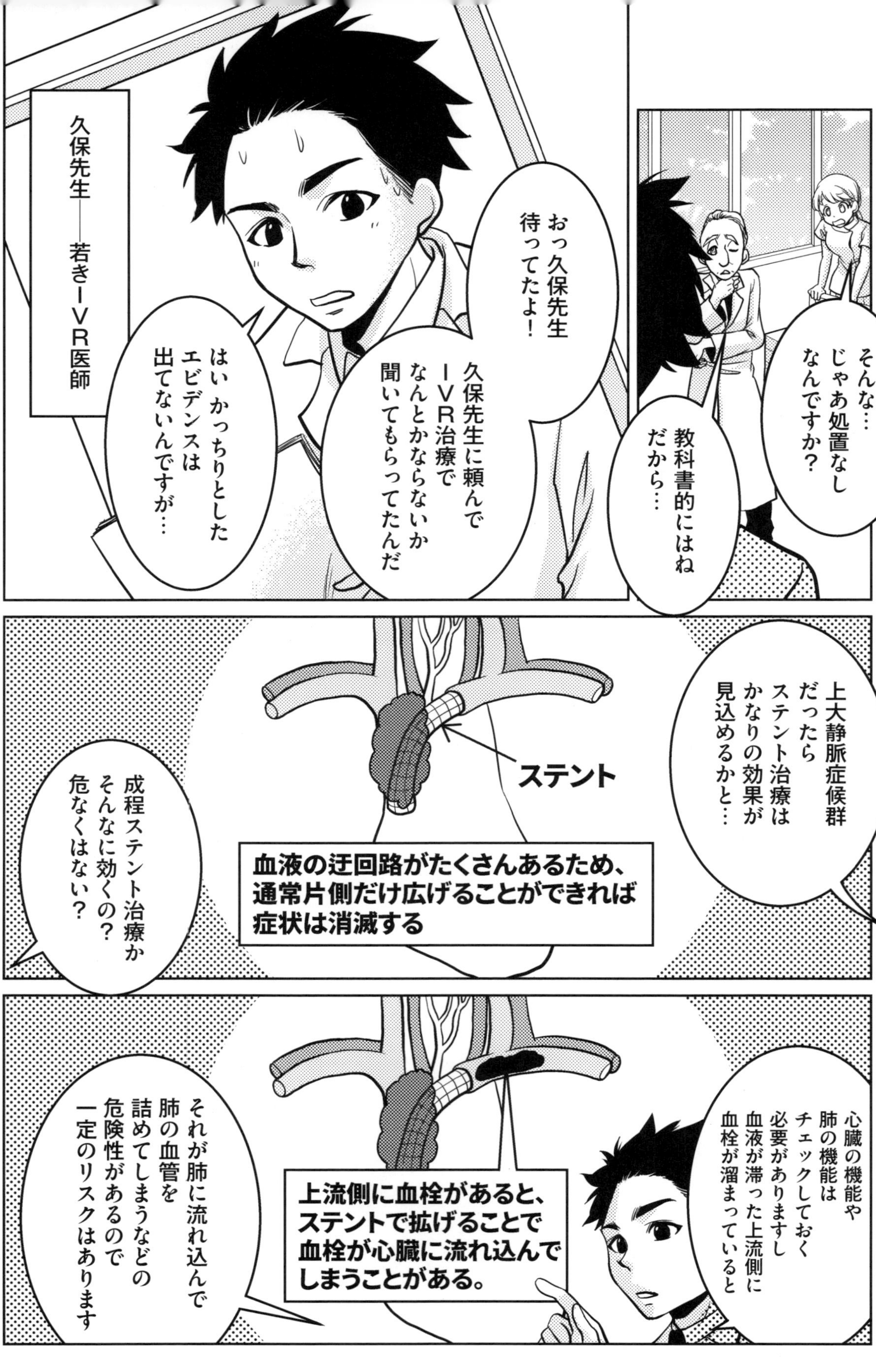

そんな…じゃあ処置なしなんですか？
教科書的にはねだから…
おっ久保先生待ってたよ！
久保先生に頼んでIVR治療でなんとかならないか聞いてもらってたんだ
はい かっちりとしたエビデンスは出てないんですが…
久保先生――若きIVR医師
上大静脈症候群だったらステント治療はかなりの効果が見込めるかと…
ステント
血液の迂回路がたくさんあるため、通常片側だけ広げることができれば症状は消滅する
成程ステント治療かそんなに効くの？危なくはない？
心臓の機能や肺の機能はチェックしておく必要がありますし血液が滞った上流側に血栓が溜まっていると
上流側に血栓があると、ステントで拡げることで血栓が心臓に流れ込んでしまうことがある。
それが肺に流れ込んで肺の血管を詰めてしまうなどの危険性があるので一定のリスクはあります

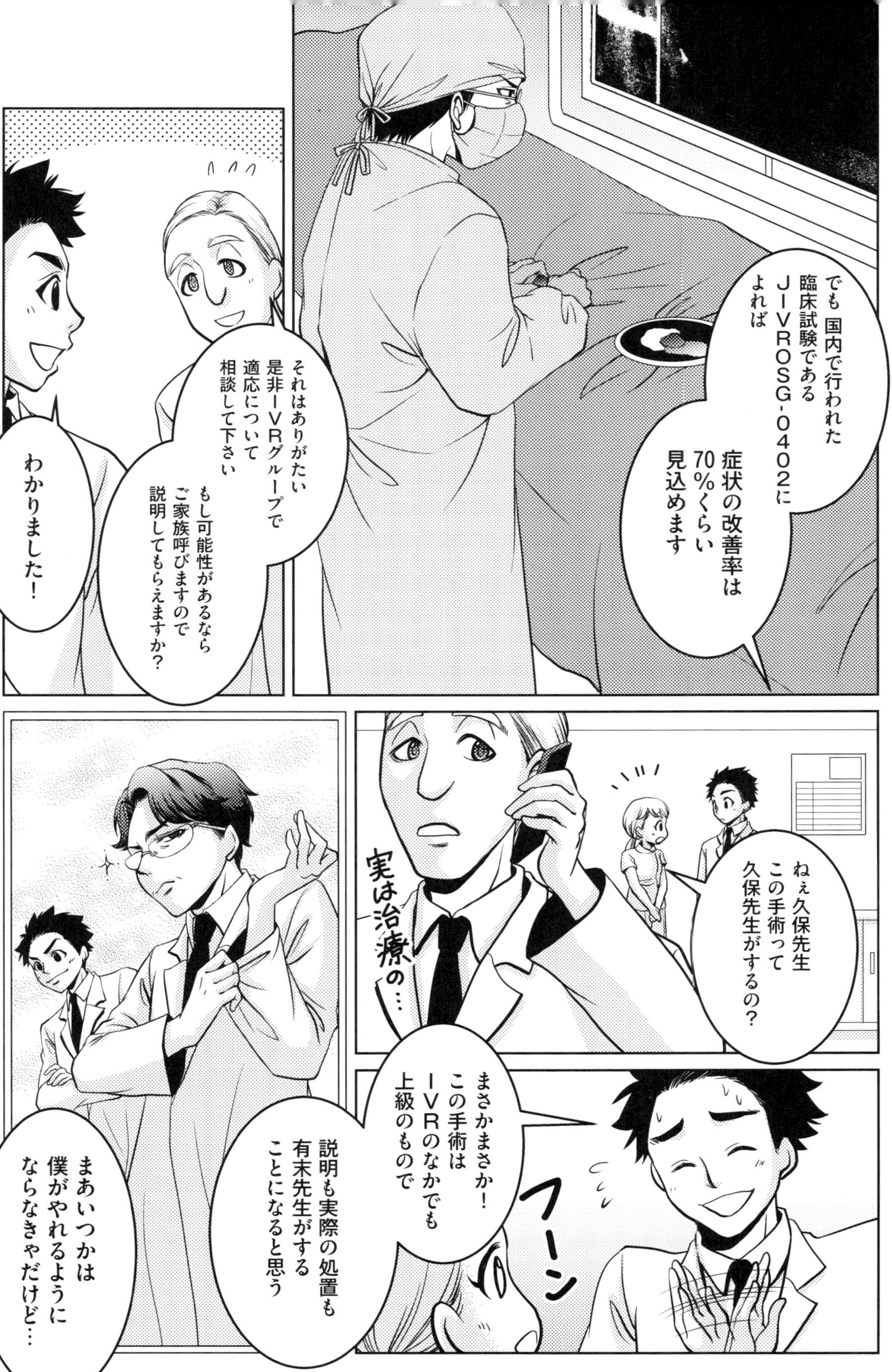
でも 国内で行われた臨床試験であるJIVROSG-0402によれば 症状の改善率は70%くらい見込めます
それはありがたい 是非IVRグループで適応について相談して下さい
もし可能性があるならご家族呼びますので説明してもらえますか?
わかりました!
ねぇ久保先生 この手術って久保先生がするの?
実は治療の…
まさかまさか! この手術はIVRのなかでも上級のもので
説明も実際の処置も有末先生がすることになると思う
フーン
まあいつかは僕がやれるようにならなきゃだけど…

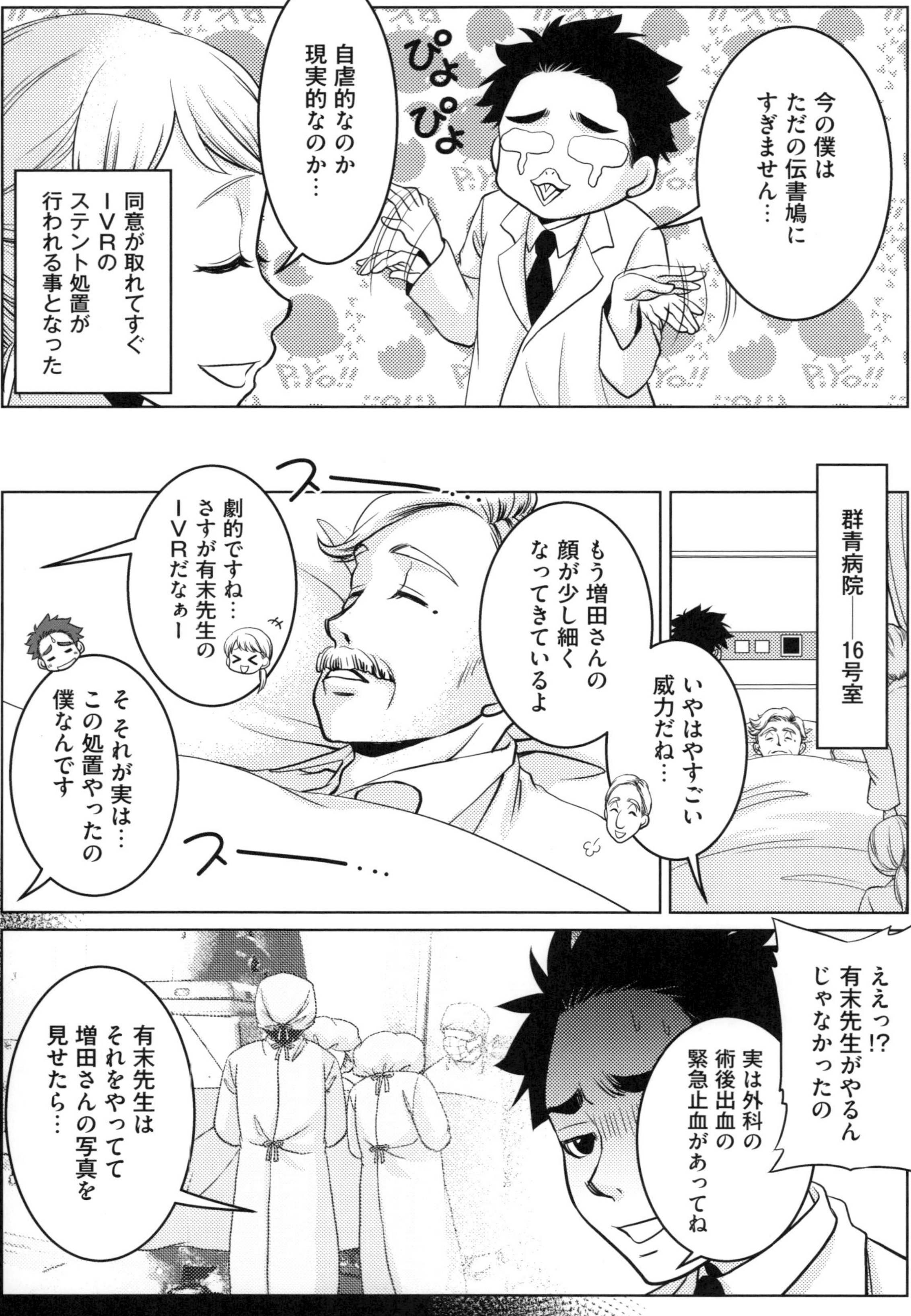
今の僕は
ただの伝書鳩に
すぎません…
ぴよぴよ
自虐的なのか
現実的なのか…
同意が取れてすぐ
ＩＶＲの
ステント処置が
行われる事となった
群青病院——16号室
いやはやすごい
威力だね…
もう増田さんの
顔が少し細く
なってきているよ
スー…
劇的ですね…
さすが有末先生の
ＩＶＲだなぁー
そ それが実は…
この処置やったの
僕なんです
スー…
ええっ!?
有末先生がやるん
じゃなかったの
実は外科の
術後出血の
緊急止血があってね
有末先生は
それをやってて
増田さんの写真を
見せたら…

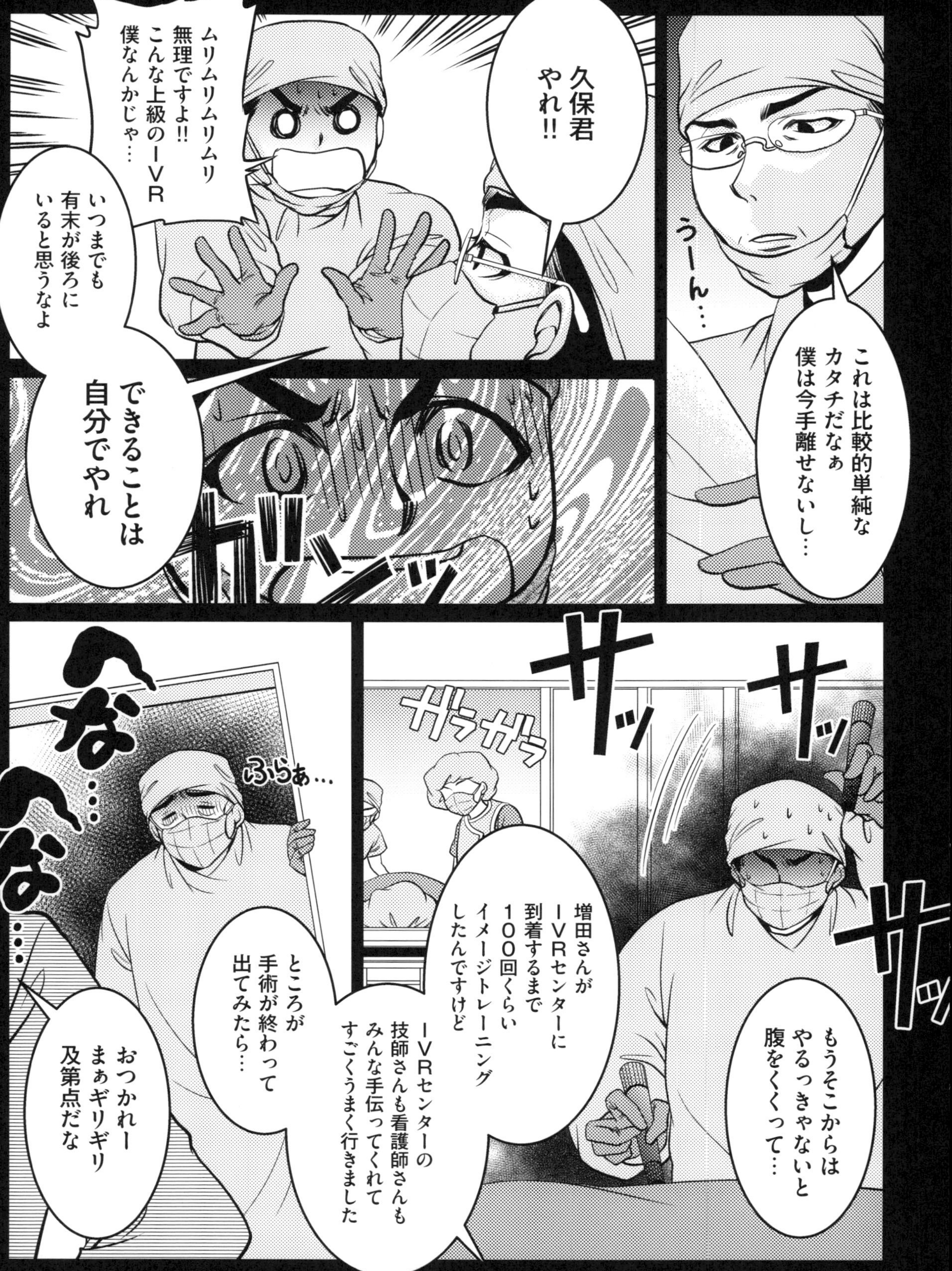
うーん…
これは比較的単純なカタチだなぁ
僕は今手離せないし…
久保君
やれ!!
ムリムリムリムリムリ
無理ですよ!!
こんな上級のIVR
僕なんかじゃ…
いつまでも
有末が後ろに
いると思うなよ
できることは
自分でやれ
サッ
サッ
サッ
ガラガラ
もうそこからは
やるっきゃないと
腹をくくって…
増田さんが
IVRセンターに
到着するまで
100回くらい
イメージトレーニング
したんですけど
IVRセンターの
技師さんも看護師さんも
みんな手伝ってくれて
すごくうまく行きました
ところが
手術が終わって
出てみたら…
ふらぁ…
へなへな…
おつかれー
まぁギリギリ
及第点だな

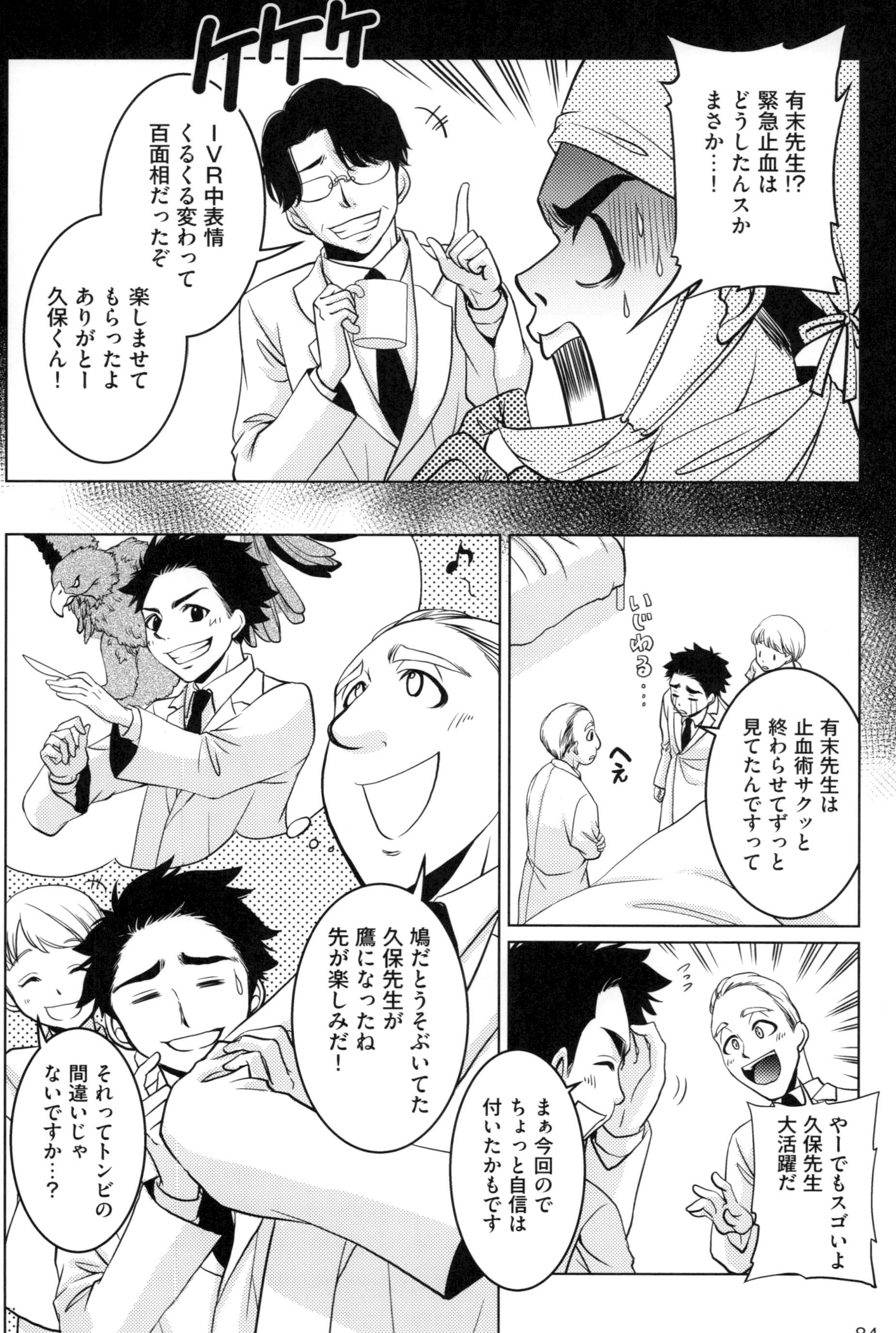
ケケケ
有末先生!? 緊急止血はどうしたんスか まさか…!
IVR中表情くるくる変わって百面相だったぞ
楽しませてもらったよ ありがとー久保くん!
いじわる…
有末先生は止血術サクッと終わらせてずっと見てたんですって
へぇ
鳩だとうそぶいてた久保先生が鷹になったね先が楽しみだ!
やーでもスゴいよ 久保先生大活躍だ
まぁ今回のでちょっと自信は付いたかもです
それってトンビの間違いじゃないですか…?

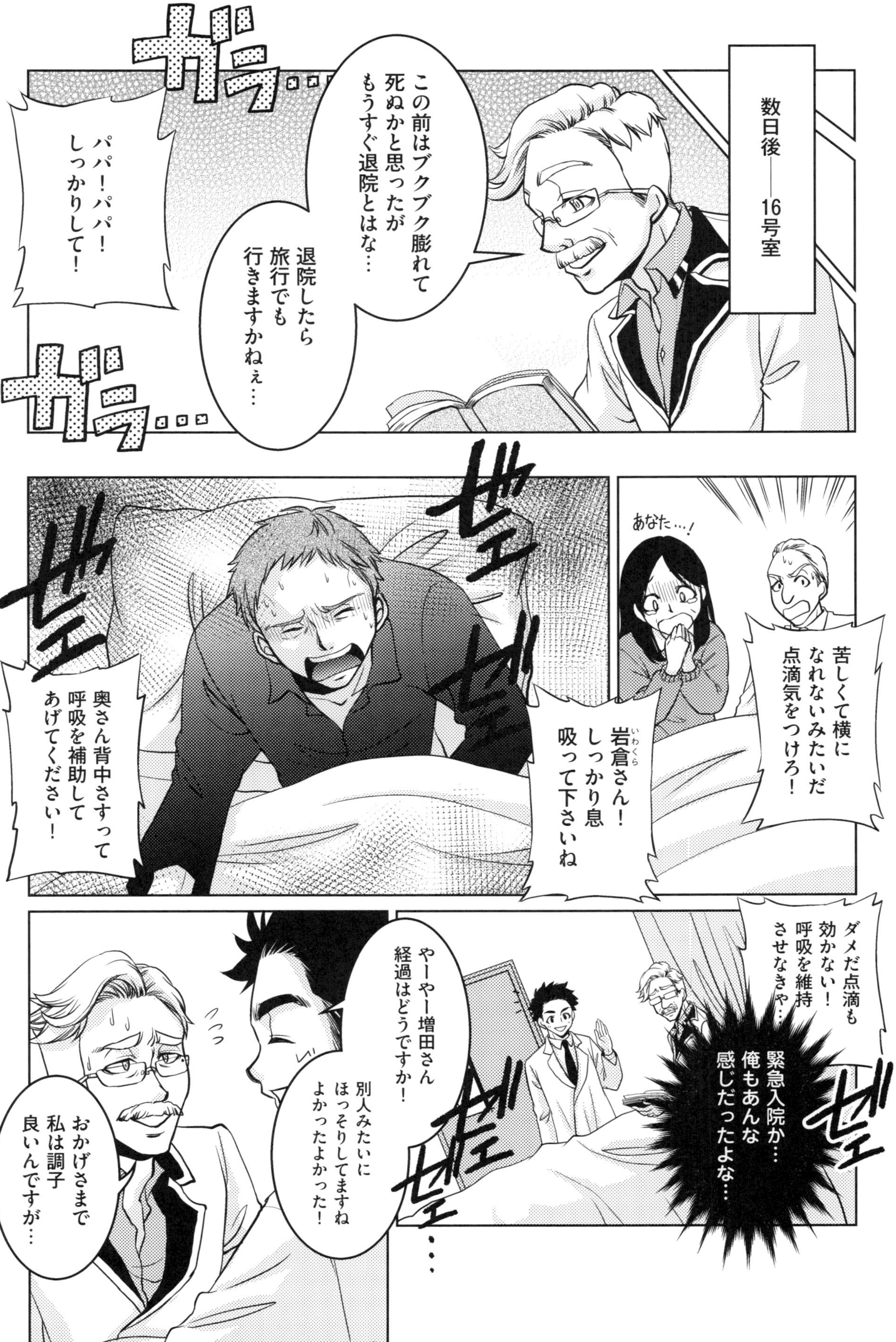
数日後――16号室
この前はブクブク膨れて死ぬかと思ったがもうすぐ退院とはな…
退院したら旅行でも行きますかねぇ…
ガラ…
パパ！パパ！しっかりして！
ガラ…
あなた…！
苦しくて横になれないみたいだ点滴気をつけろ！
ゼェ
岩倉《いわくら》さん！しっかり息吸って下さいね
ゼェ
奥さん背中さすって呼吸を補助してあげてください！
ゼェ
ダメだ点滴も効かない！呼吸を維持させなきゃ…
緊急入院か…俺もあんな感じだったよな…
ゼェ
ゼェ…
やーやー増田さん経過はどうですか！
別人みたいにほっそりしてますねよかったよかった！
おかげさまで私は調子良いんですが…

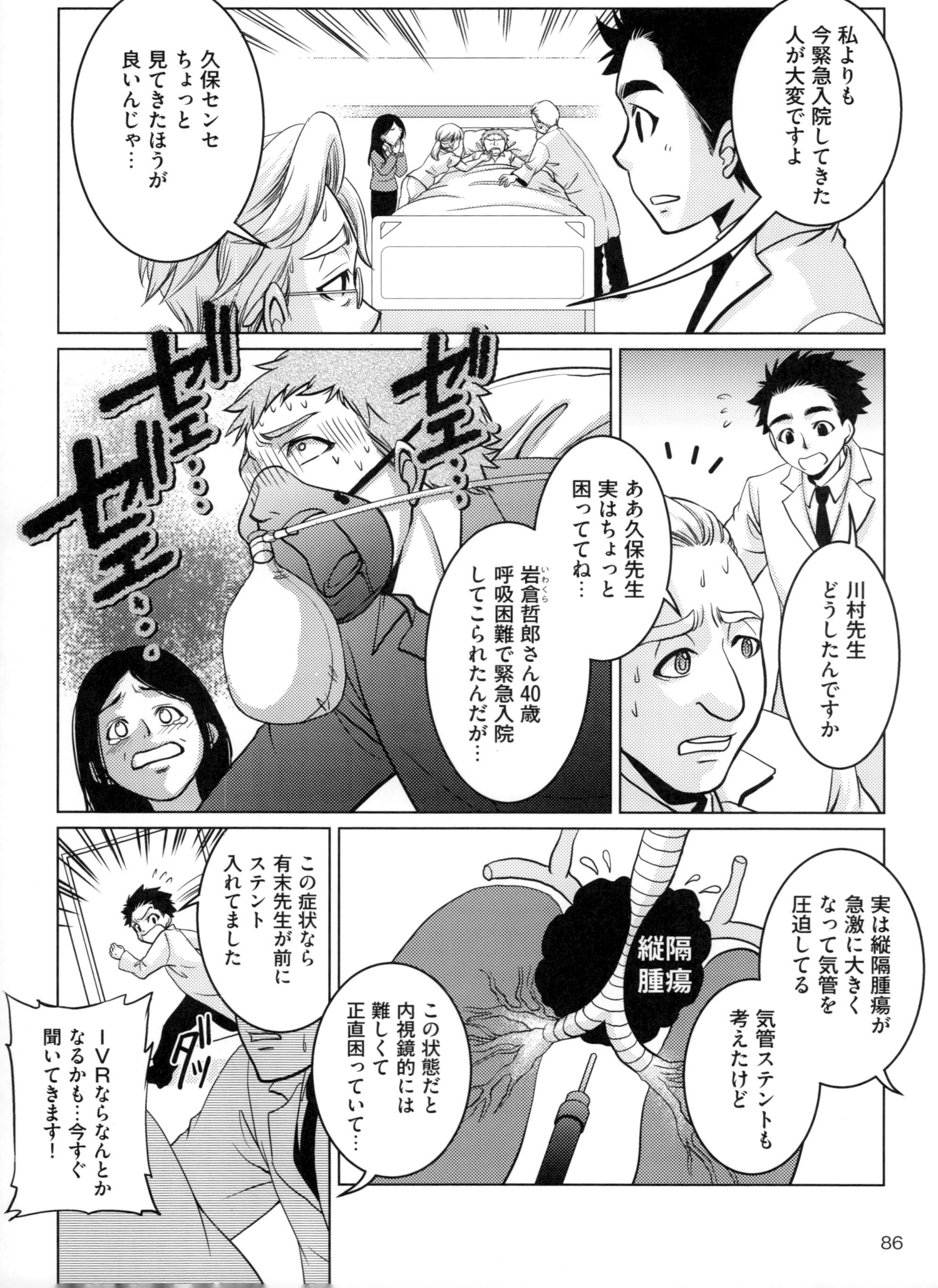
私よりも今緊急入院してきた人が大変ですよ
久保センセ ちょっと見てきたほうが良いんじゃ…
ゼェ… ゼェ… ゼェ…
川村先生 どうしたんですか
ああ久保先生 実はちょっと困っててね…
岩倉《いわくら》哲郎さん40歳 呼吸困難で緊急入院してこられたんだが…
実は縦隔腫瘍が急激に大きくなって気管を圧迫してる
気管ステントも考えたけど
縦隔腫瘍
この状態だと内視鏡的には難しくて正直困っていて…
この症状なら有末先生が前にステント入れてました
ダッ
IVRならなんとかなるかも…今すぐ聞いてきます!

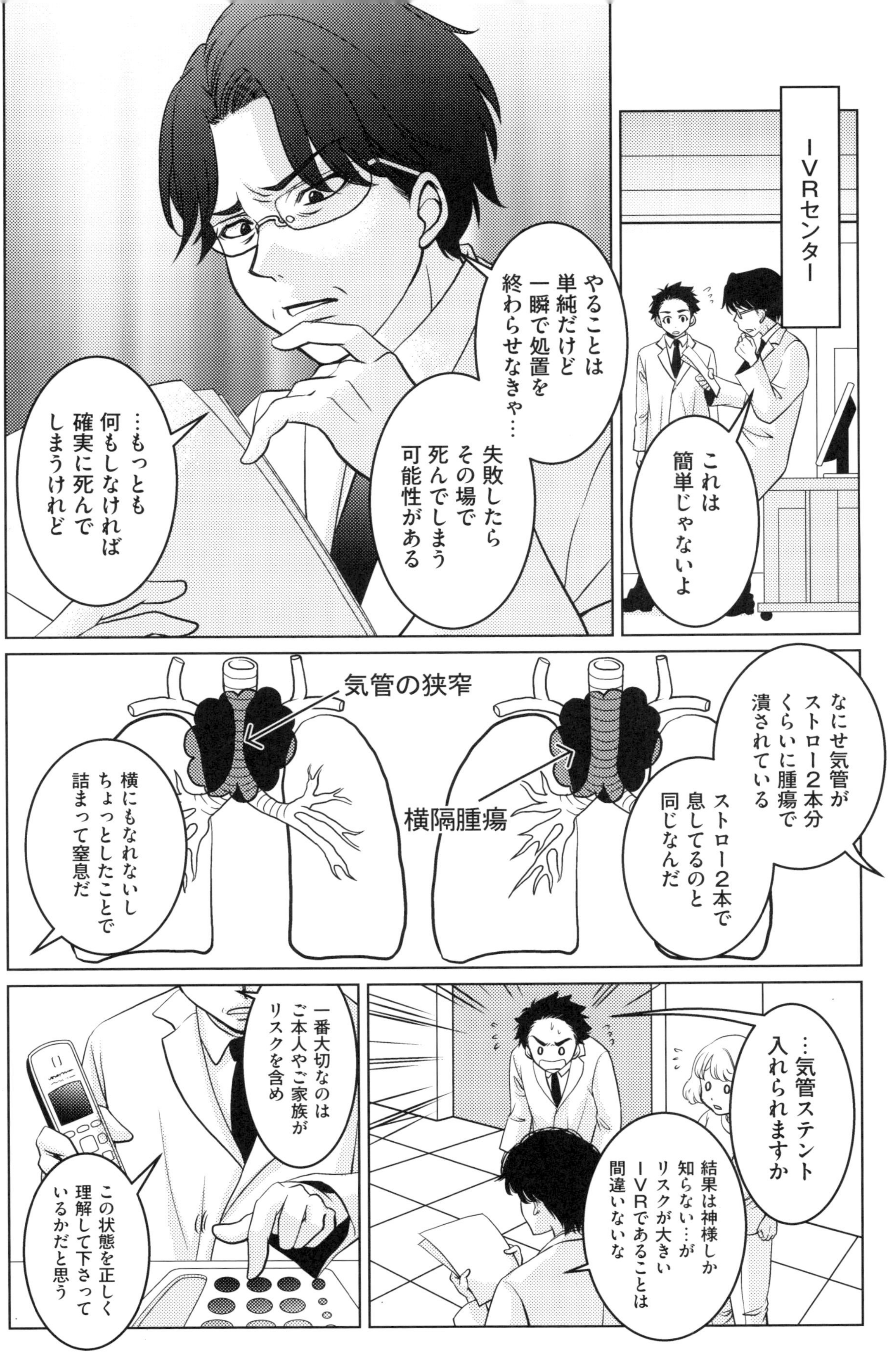
IVRセンター
これは簡単じゃないよ
やることは単純だけど一瞬で処置を終わらせなきゃ…
失敗したらその場で死んでしまう可能性がある
…もっとも何もしなければ確実に死んでしまうけれど
なにせ気管がストロー2本分くらいに腫瘍で潰されている
ストロー2本で息してるのと同じなんだ
気管の狭窄
横隔腫瘍
横にもなれないしちょっとしたことで窒息だ
…気管ステント入れられますか
結果は神様しか知らない…がリスクが大きいIVRであることは間違いないな
一番大切なのはご本人やご家族がリスクを含め
この状態を正しく理解して下さっているかだと思う

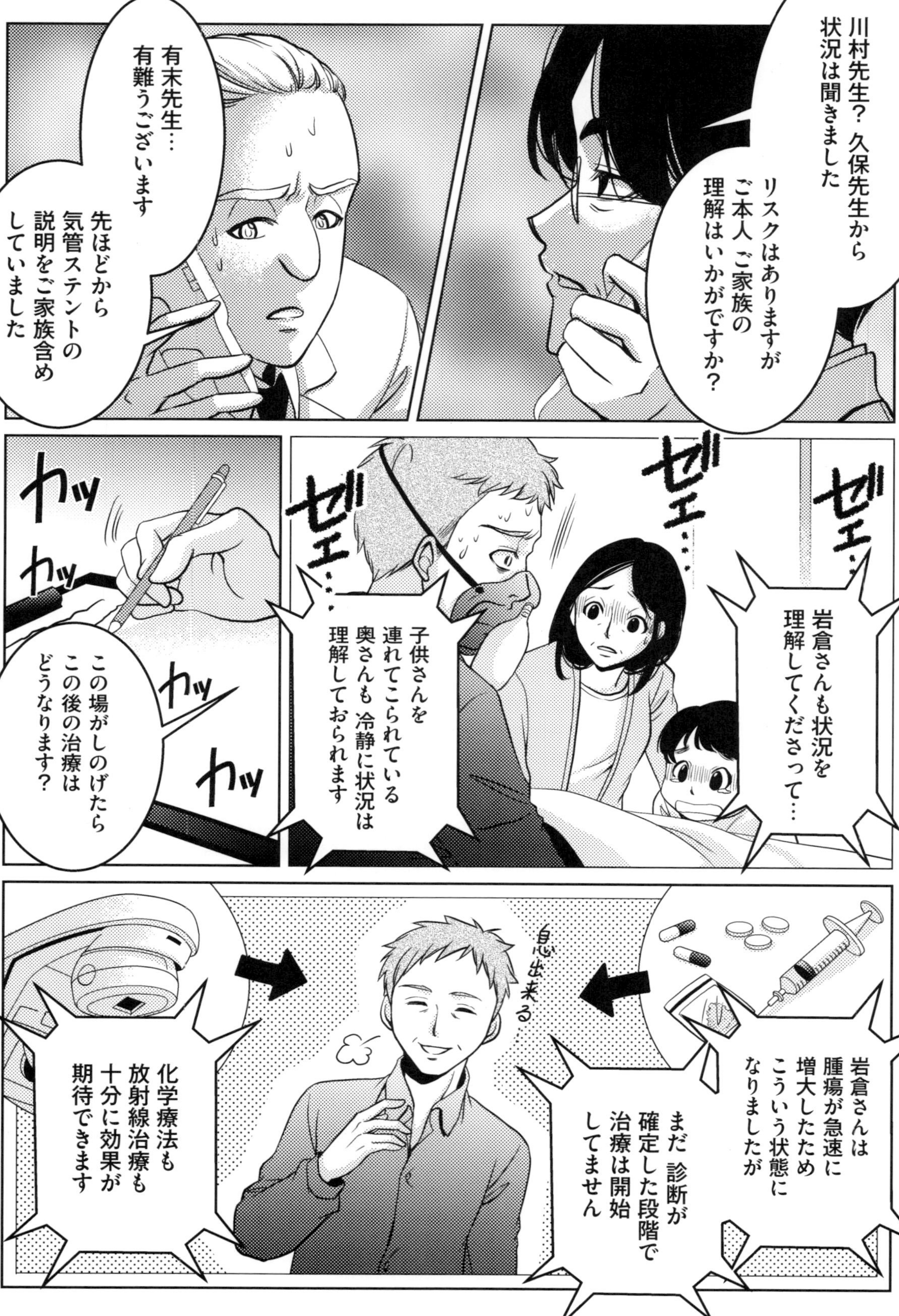
川村先生？ 久保先生から
状況は聞きました
リスクはありますが
ご本人 ご家族の
理解はいかがですか？
有末先生…
有難うございます
先ほどから
気管ステントの
説明をご家族含め
していました
ゼェ…
ゼェ…
ゼェ…
岩倉さんも状況を
理解してくださって…
子供さんを
連れてこられている
奥さんも 冷静に状況は
理解しておられます
カッ
カッ
カッ
カッ
この場がしのげたら
この後の治療は
どうなります？
岩倉さんは
腫瘍が急速に
増大したため
こういう状態に
なりましたが
まだ 診断が
確定した段階で
治療は開始
してません
息出来る
化学療法も
放射線治療も
十分に効果が
期待できます

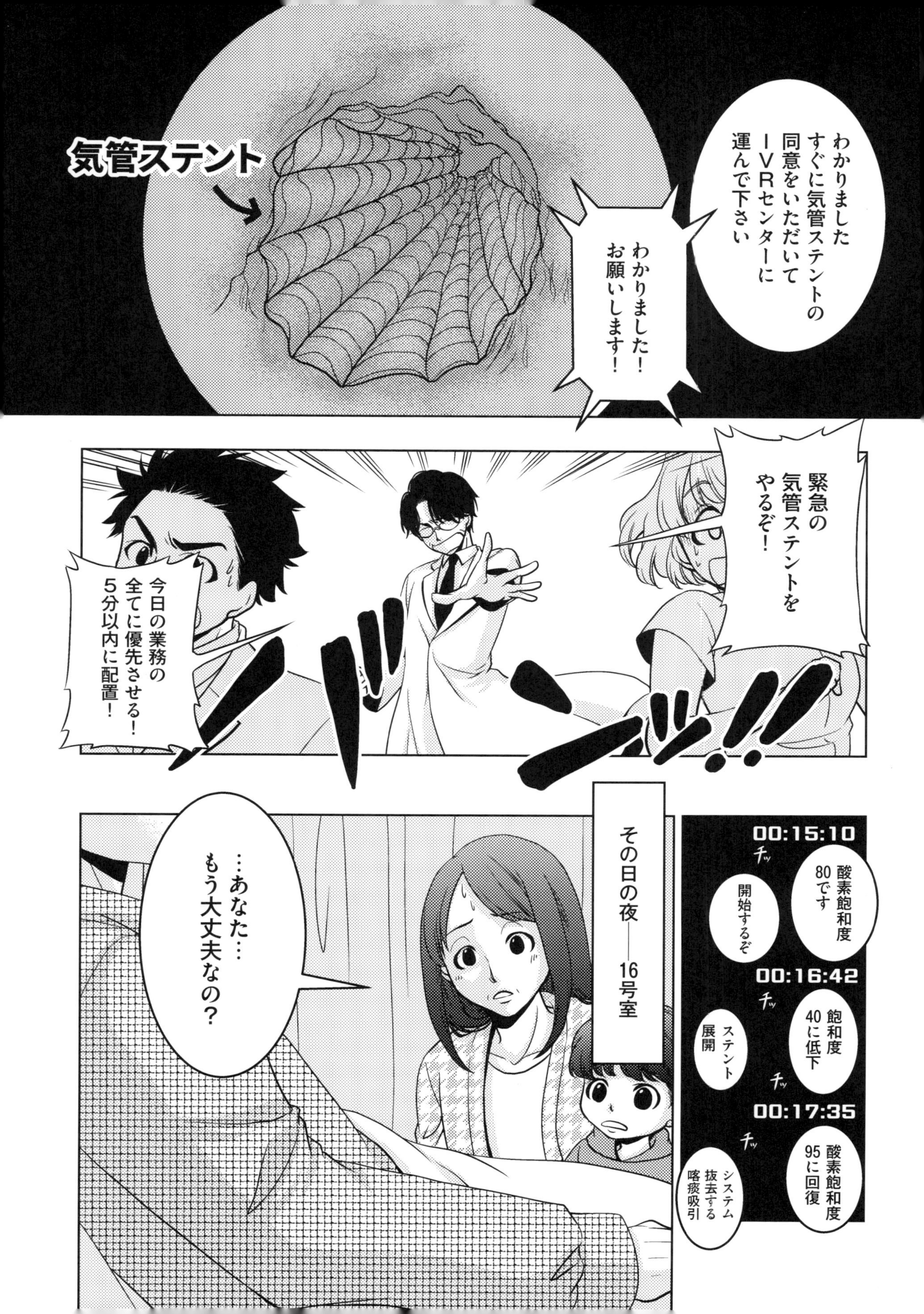
わかりました
すぐに気管ステントの同意をいただいて
IVRセンターに運んで下さい
わかりました!
お願いします!
気管ステント
緊急の気管ステントをやるぞ!
今日の業務の全てに優先させる!
5分以内に配置!
00:15:10
チッ
酸素飽和度80です
開始するぞ
00:16:42
チッ
飽和度40に低下
ステント展開
チッ
00:17:35
チッ
酸素飽和度95に回復
システム抜去する
喀痰吸引
その日の夜——16号室
…あなた…
もう大丈夫なの?

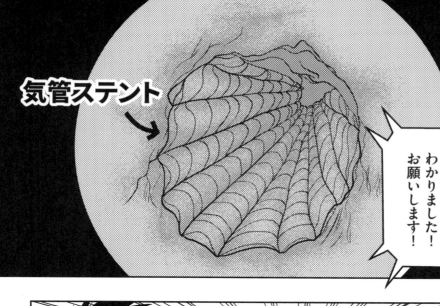

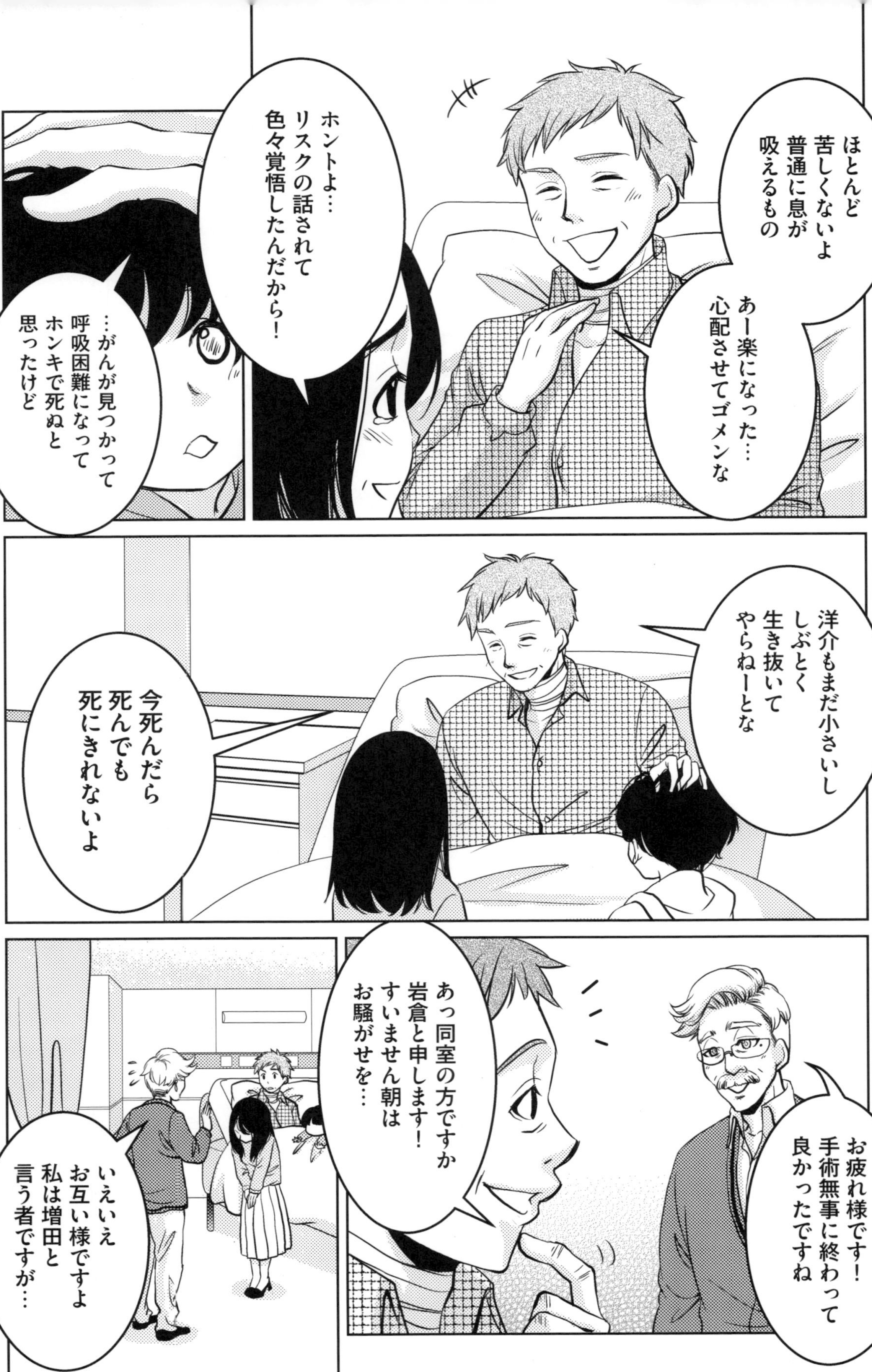
ほとんど苦しくないよ
普通に息が吸えるもの
あー楽になった…
心配させてゴメンな
ホントよ…
リスクの話されて
色々覚悟したんだから！
…がんが見つかって
呼吸困難になって
ホンキで死ぬと
思ったけど
洋介もまだ小さいし
しぶとく生き抜いて
やらねーとな
今死んだら
死んでも
死にきれないよ
お疲れ様です！
手術無事に終わって
良かったですね
あっ同室の方ですか
岩倉と申します！
すいません朝は
お騒がせを…
いえいえ
お互い様ですよ
私は増田と
言う者ですが…

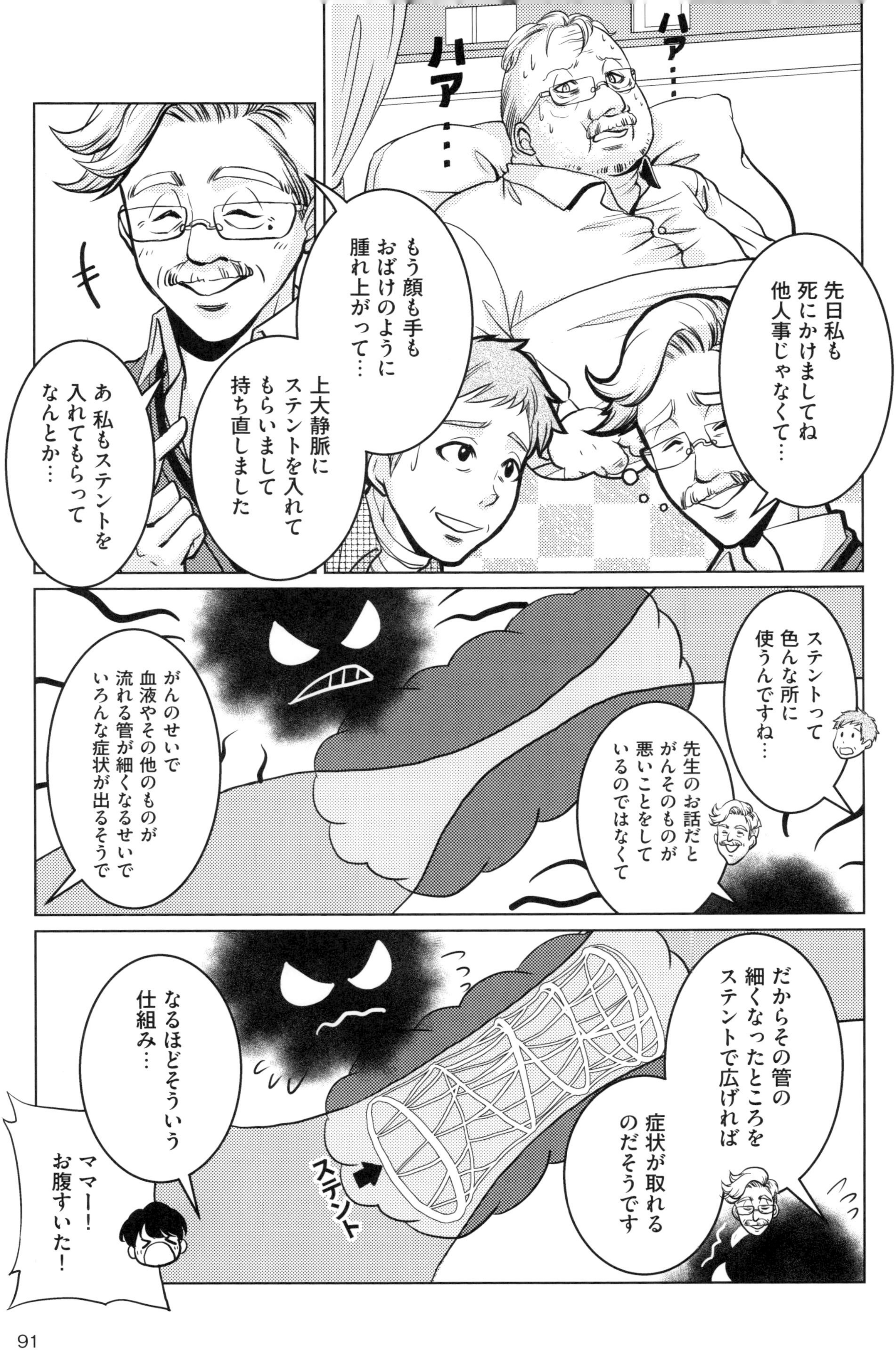
ハア…
ハア…
先日私も死にかけましてね他人事じゃなくて…
もう顔も手もおばけのように腫れ上がって…
キ
上大静脈にステントを入れてもらいまして持ち直しました
あ私もステントを入れてもらってなんとか…
ステントって色んな所に使うんですね…
先生のお話だとがんそのものが悪いことをしているのではなくて
がんのせいで血液やその他のものが流れる管が細くなるせいでいろんな症状が出るそうで
だからその管の細くなったところをステントで広げれば症状が取れるのだそうです
ステント
なるほどそういう仕組み…
ママー! お腹すいた!

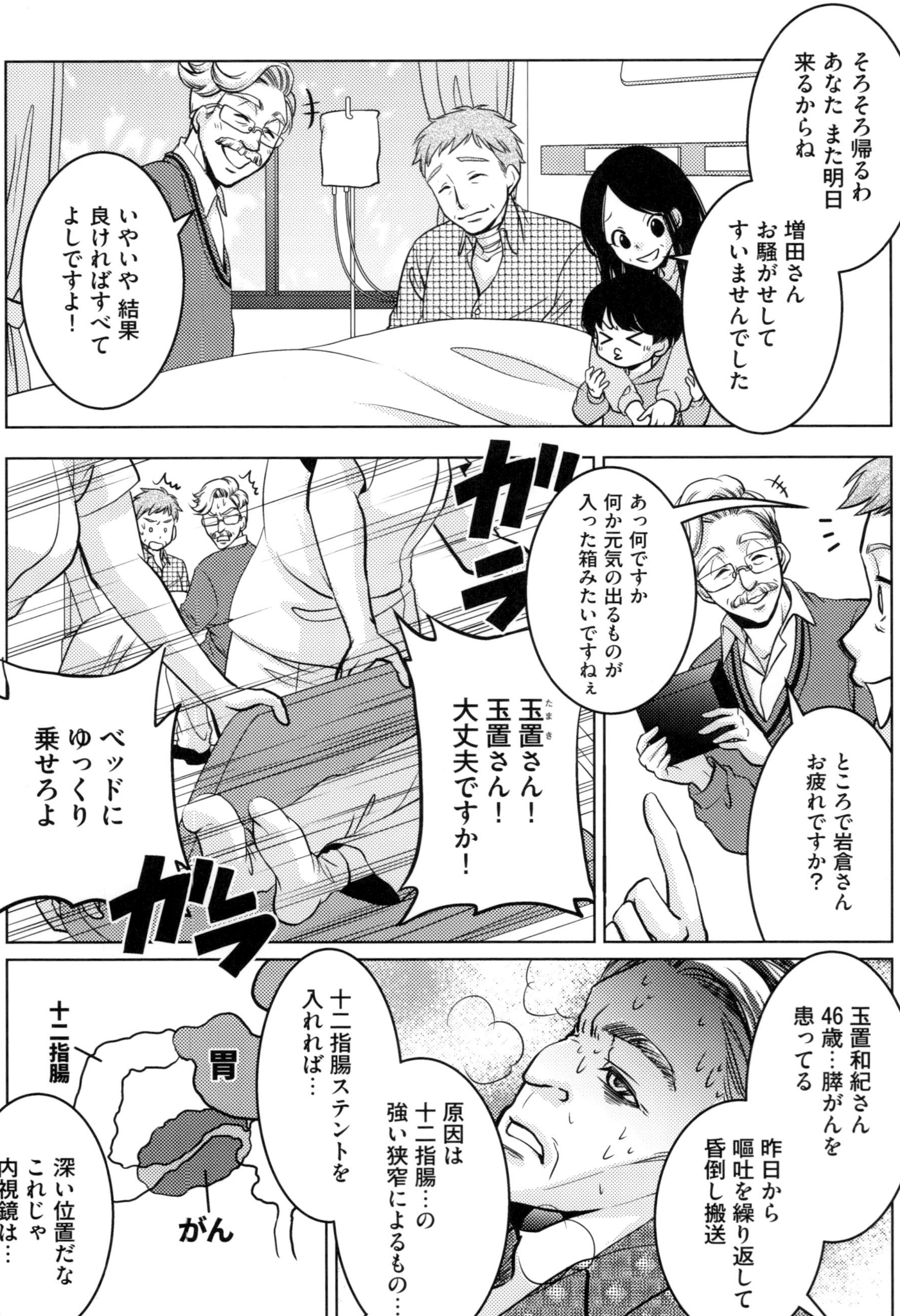
そろそろ帰るわ あなた また明日来るからね
増田さん お騒がせして すいませんでした
いやいや 結果良ければすべてよしですよ!
あっ何ですか 何か元気の出るものが入った箱みたいですねぇ
ところで岩倉さん お疲れですか?
ガラ
玉置《たまき》さん! 玉置さん! 大丈夫ですか!
ベッドに ゆっくり乗せろよ
ガラ
玉置和紀さん 46歳…膵がんを患ってる
昨日から 嘔吐を繰り返して 昏倒し搬送
原因は 十二指腸…の 強い狭窄によるもの…
十二指腸ステントを 入れれば…
胃
十二指腸
がん
深い位置だな これじゃ 内視鏡は…

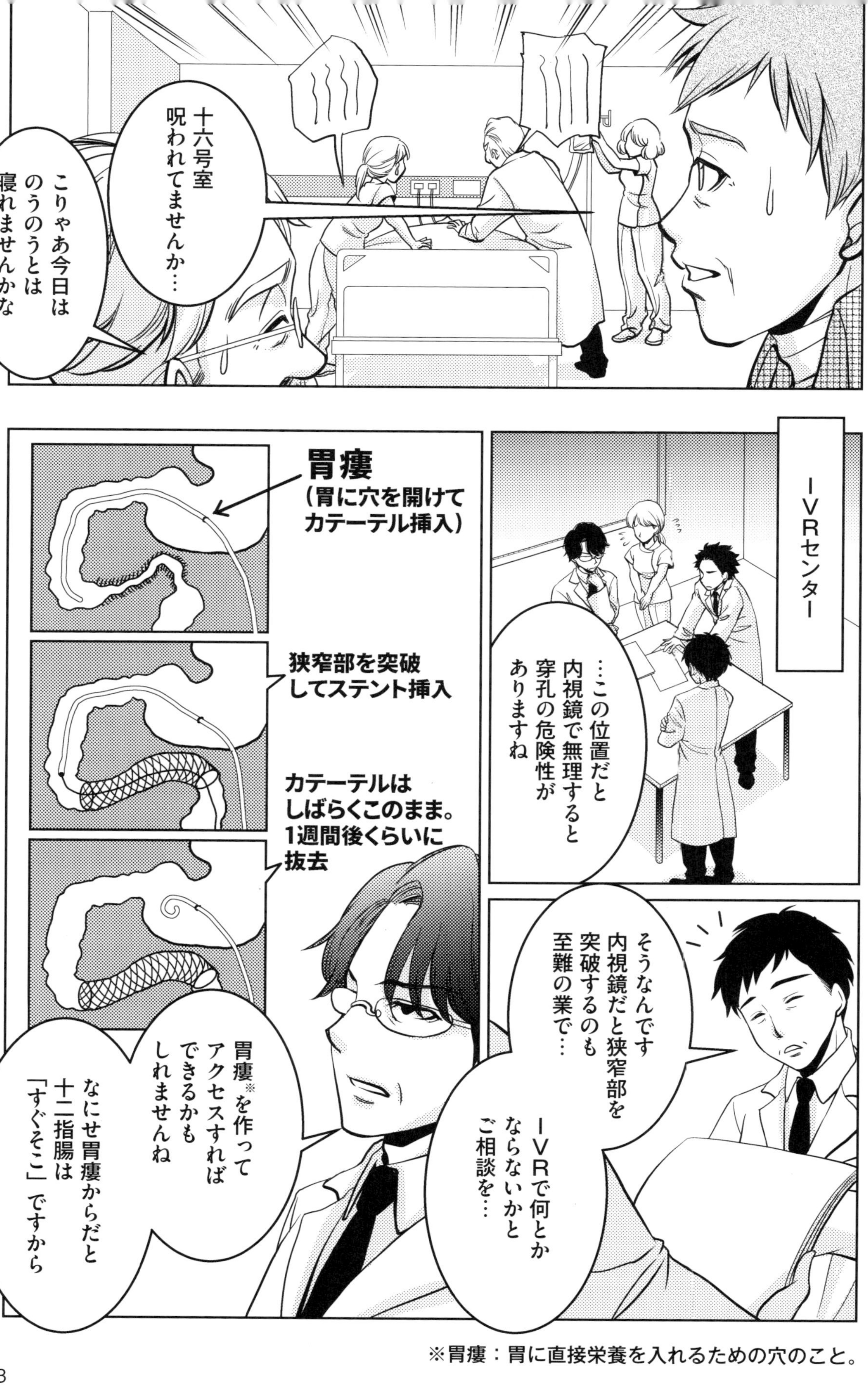

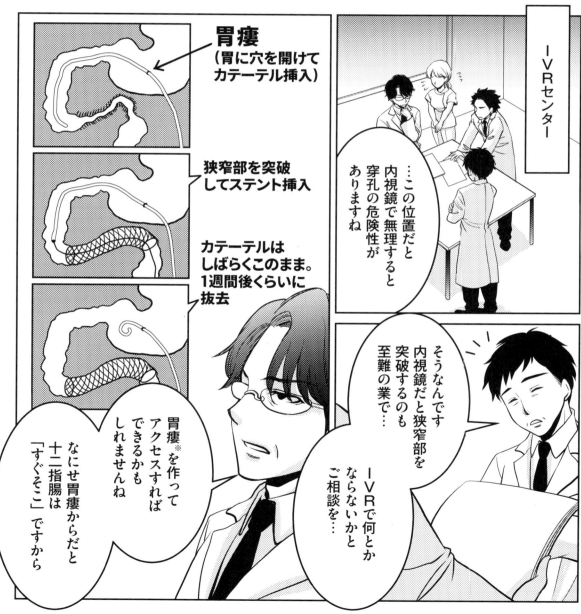

※胃瘻：胃に直接栄養を入れるための穴のこと。

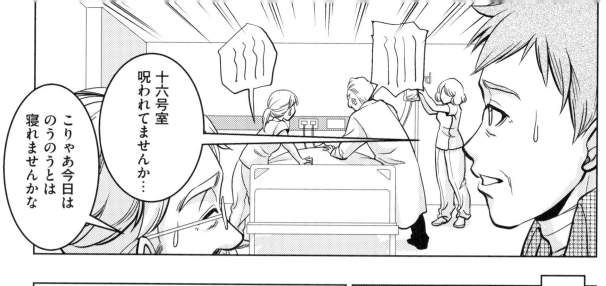

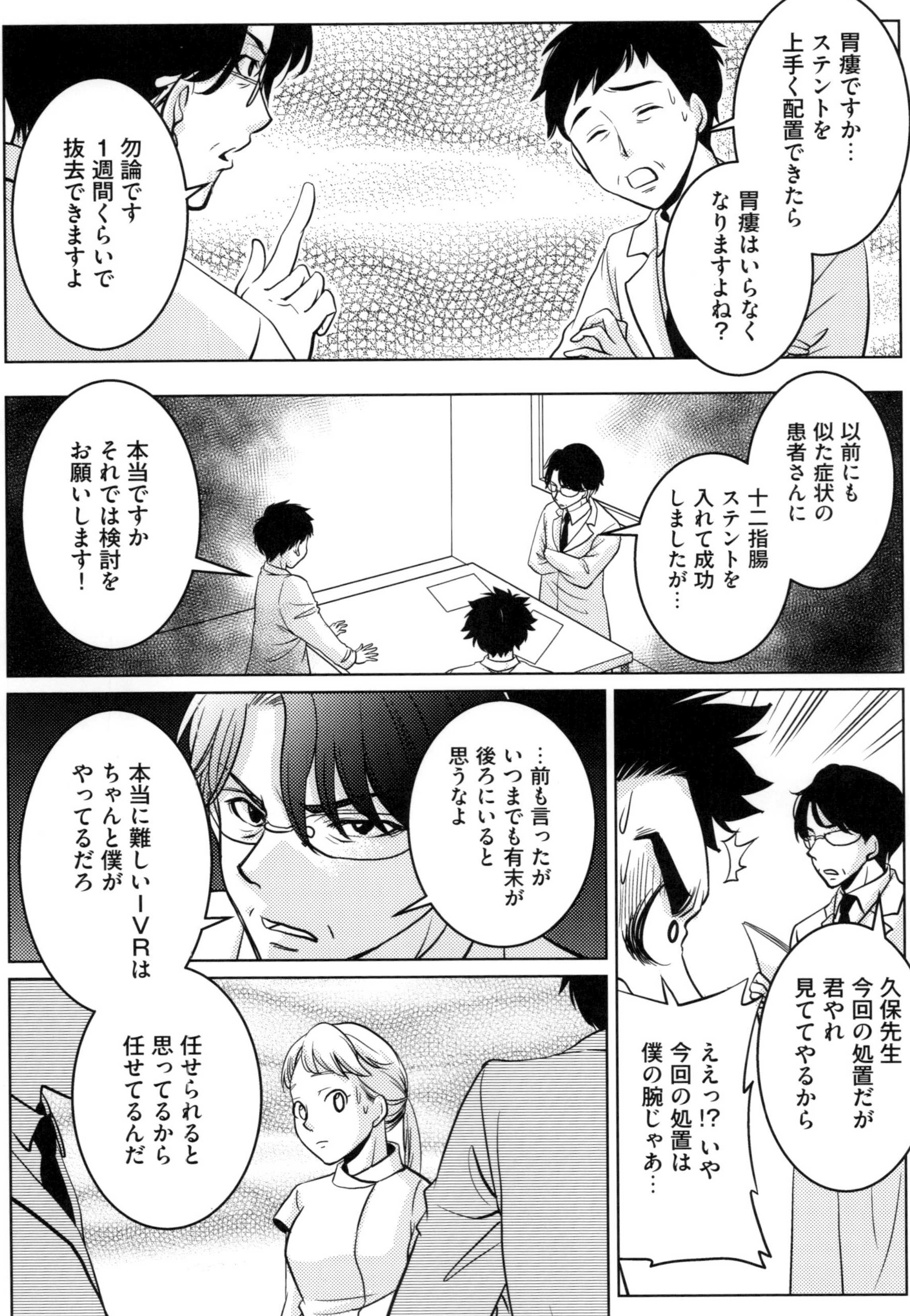
胃瘻ですか… ステントを 上手く配置できたら
胃瘻はいらなく なりますよね？
勿論です 1週間くらいで 抜去できますよ
以前にも 似た症状の 患者さんに 十二指腸 ステントを 入れて成功 しましたが…
本当ですか それでは検討を お願いします！
久保先生 今回の処置だが 君やれ 見ててやるから
ええっ!? いや 今回の処置は 僕の腕じゃあ…
…前も言ったが いつまでも有末が 後ろにいると 思うなよ
本当に難しいIVRは ちゃんと僕が やってるだろ
任せられると 思ってるから 任せてるんだ

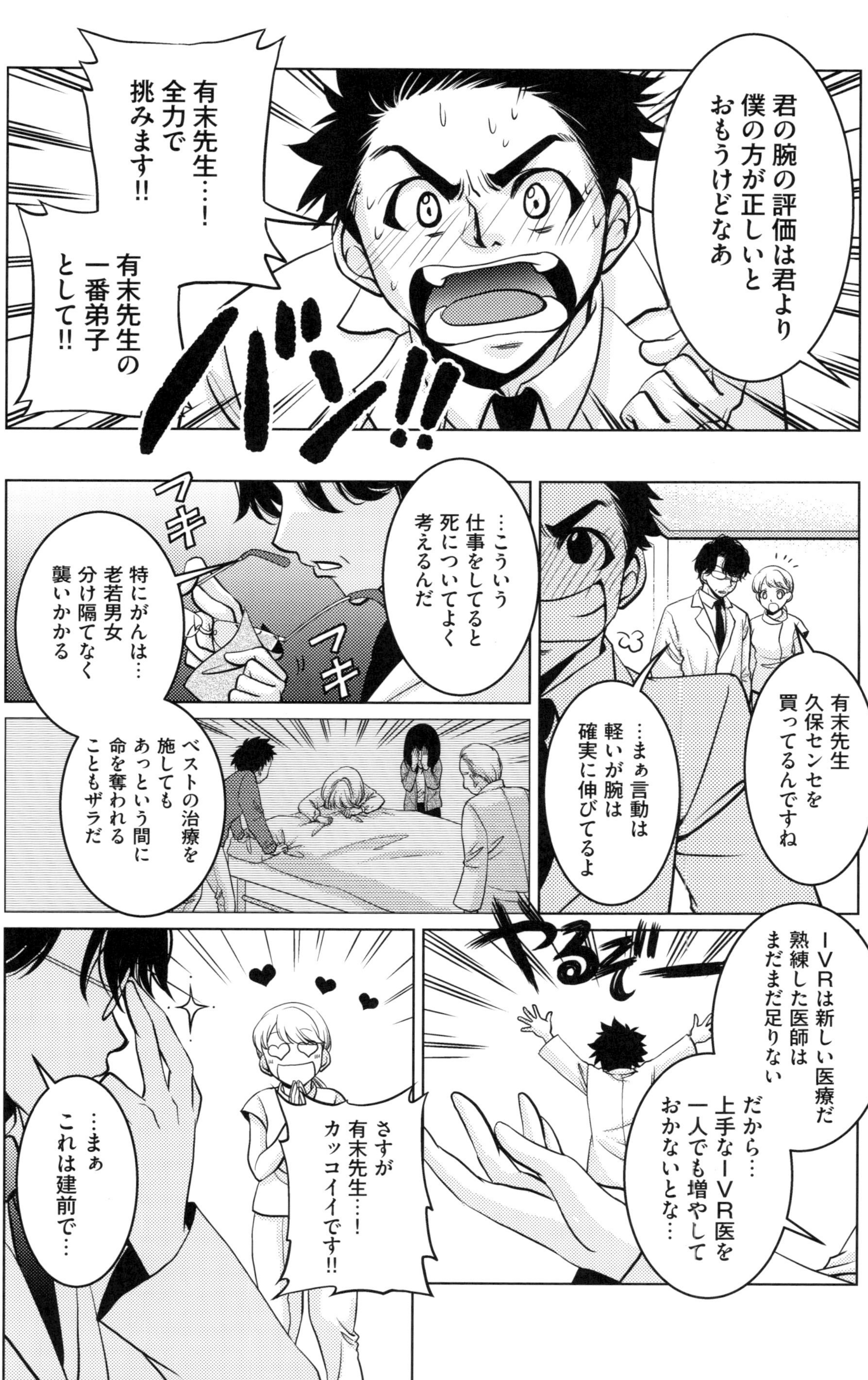
君の腕の評価は君より僕の方が正しいとおもうけどなあ
有末先生…！全力で挑みます!!
有末先生の一番弟子として!!
バン!!
有末先生久保センセを買ってるんですね
…まぁ言動は軽いが腕は確実に伸びてるよ
…こういう仕事をしてると死についてよく考えるんだ
フキ
フキ
特にがんは…老若男女分け隔てなく襲いかかる
ベストの治療を施してもあっという間に命を奪われることもザラだ
IVRは新しい医療だ熟練した医師はまだまだ足りない
だから…上手なIVR医を一人でも増やしておかないとな…
やるぞー
さすが有末先生…！カッコイイです!!
…まぁこれは建前で…

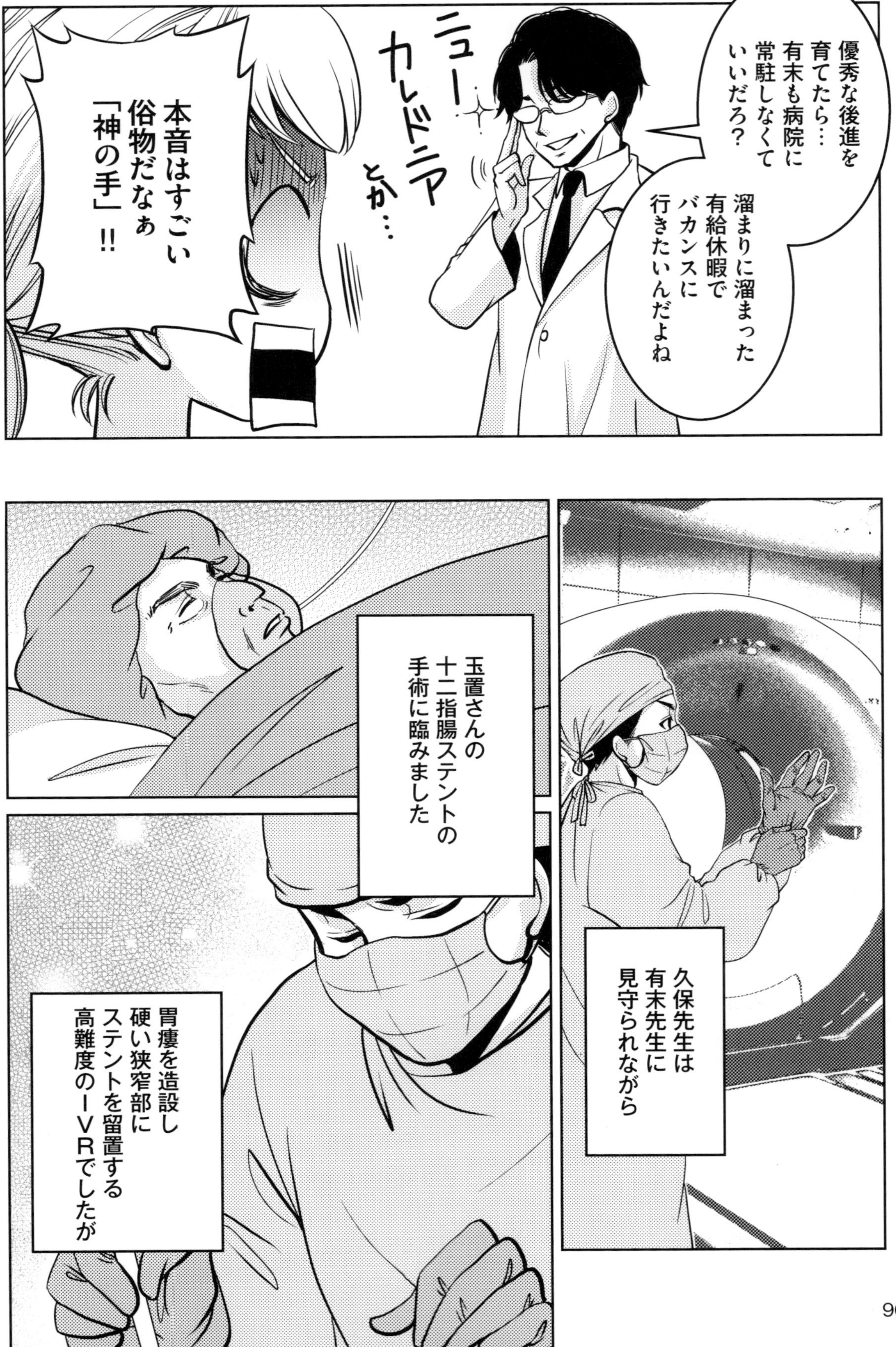

優秀な後進を育てたら…有末も病院に常駐しなくていいだろ?
溜まりに溜まった有給休暇でバカンスに行きたいんだよね
ニュー！
カレドニア
とか…
本音はすごい俗物だなぁ「神の手」!!
久保先生は有末先生に見守られながら
玉置さんの十二指腸ステントの手術に臨みました
胃瘻を造設し硬い狭窄部にステントを留置する高難度のIVRでしたが

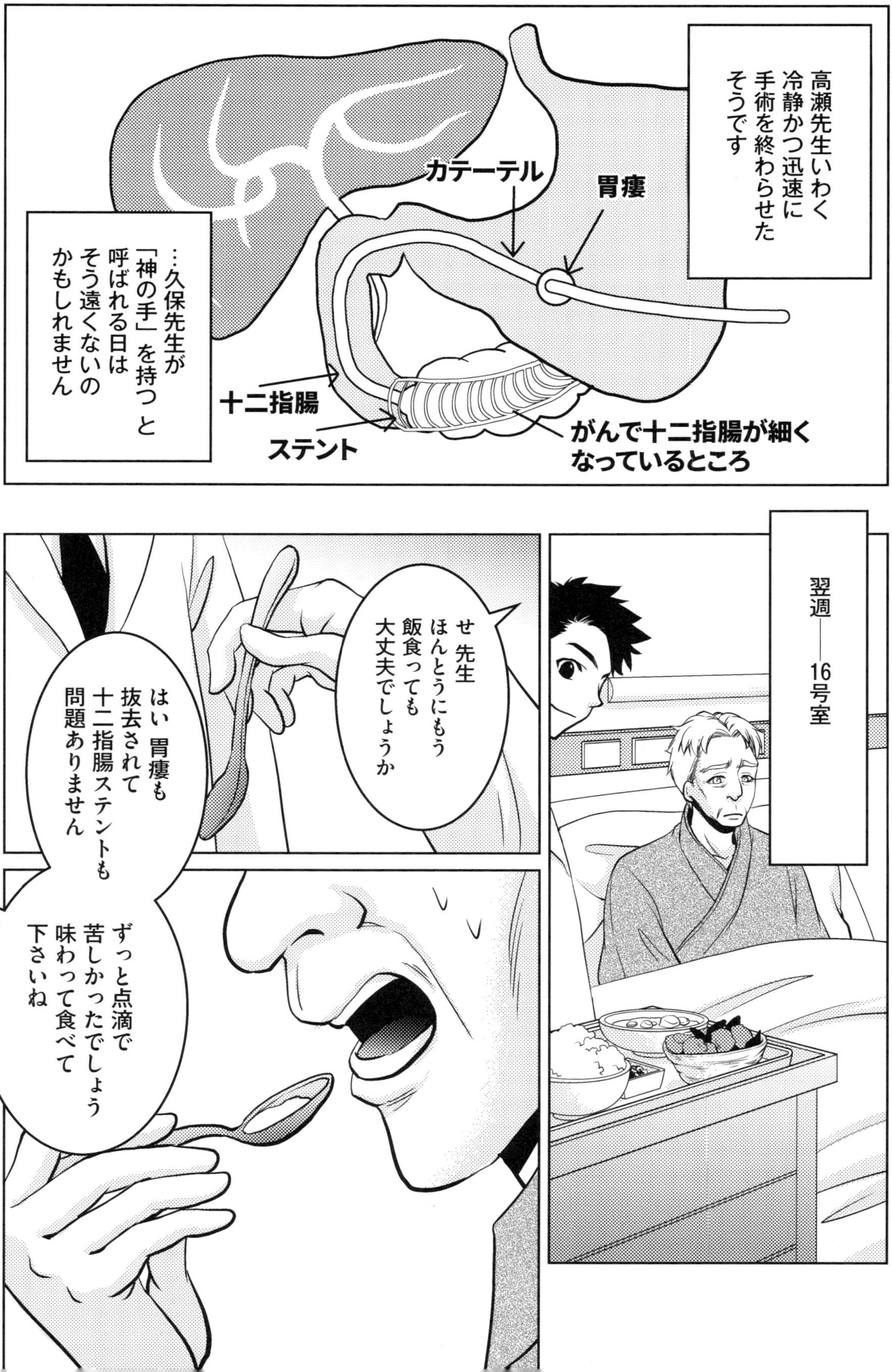

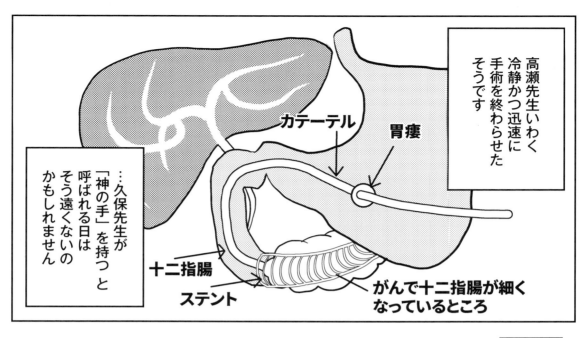

高瀬先生いわく冷静かつ迅速に手術を終わらせたそうです
胃瘻
カテーテル
十二指腸
ステント
がんで十二指腸が細くなっているところ
…久保先生が「神の手」を持つと呼ばれる日はそう遠くないのかもしれません
翌週――16号室
せ 先生 ほんとうにもう飯食っても大丈夫でしょうか
はい 胃瘻も抜去されて十二指腸ステントも問題ありません
ずっと点滴で苦しかったでしょう味わって食べて下さいね

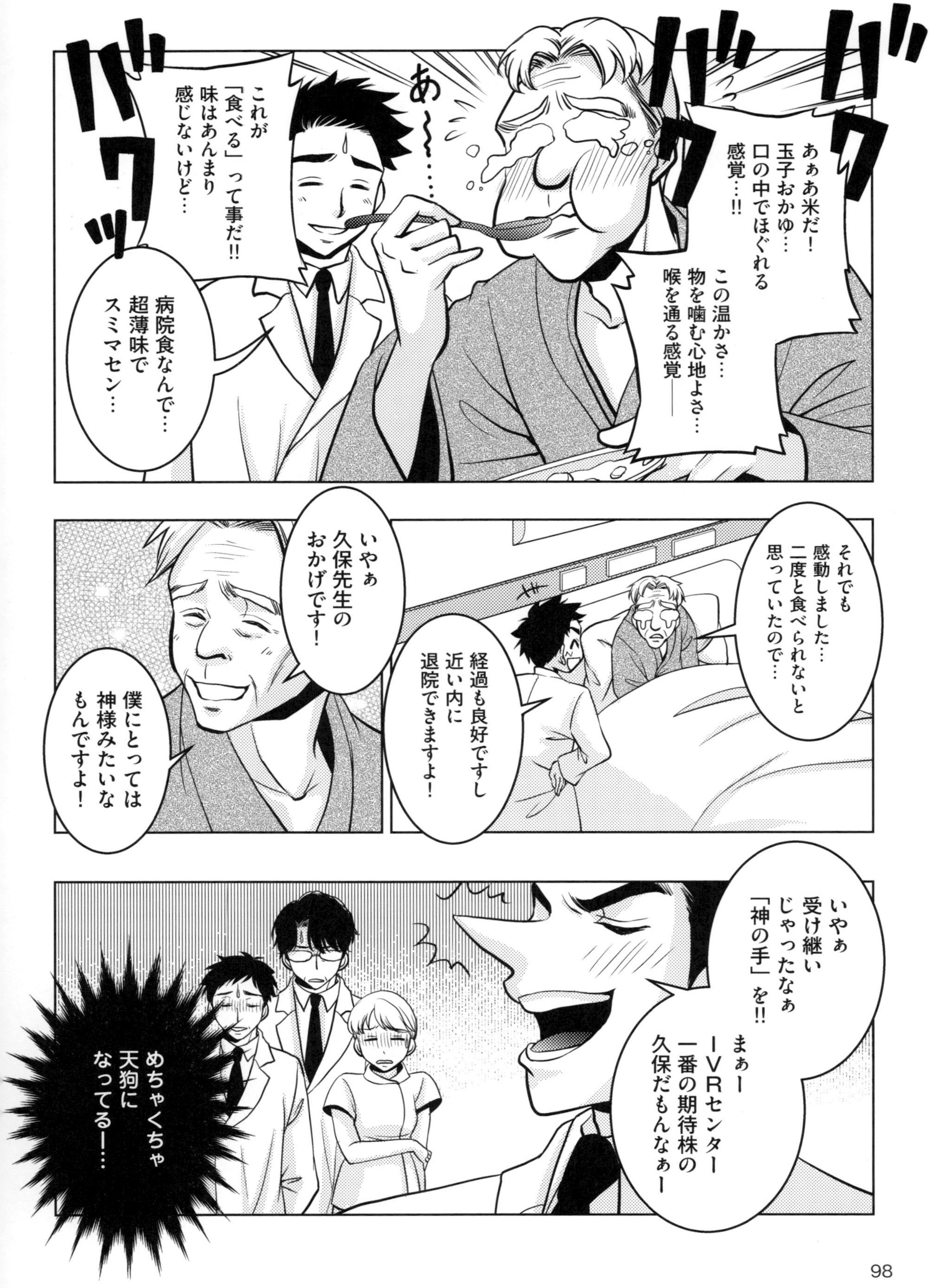
バク
バク
あぁぁ米だ！玉子おかゆ…口の中でほぐれる感覚…!!
この温かさ…物を噛む心地よさ…喉を通る感覚——
あ〜〜……
これが「食べる」って事だ!!味はあんまり感じないけど…
病院食なんで…超薄味でスミマセン…
バクッ
それでも感動しました…二度と食べられないと思っていたので…
経過も良好ですし近い内に退院できますよ！
いやぁ久保先生のおかげです！
僕にとっては神様みたいなもんですよ！
いやぁ受け継いじゃったなぁ「神の手」を!!
まぁーIVRセンター一番の期待株の久保だもんなぁー
めちゃくちゃ天狗になってるー…

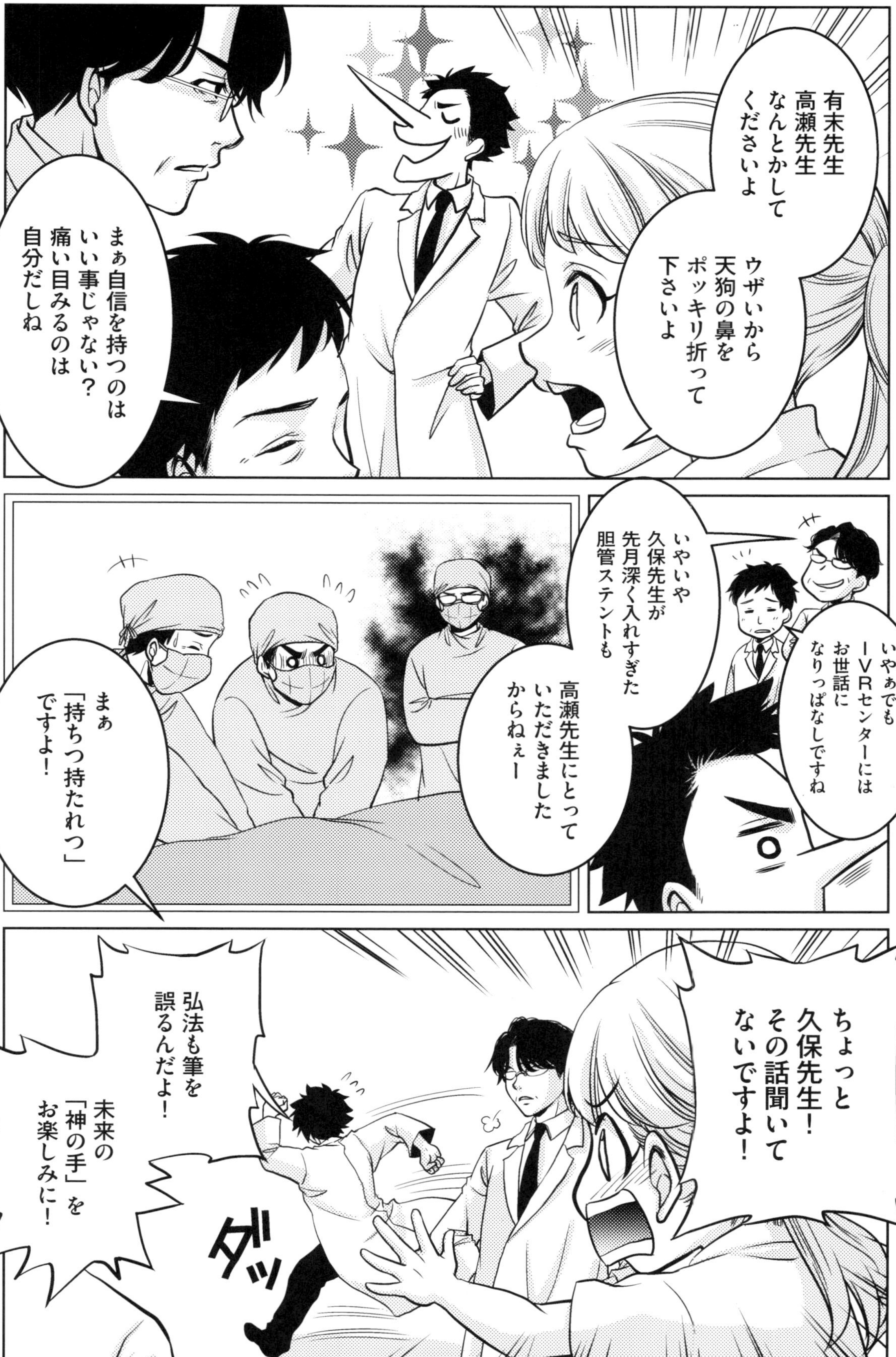
有末先生 高瀬先生 なんとかして くださいよ
ウザいから 天狗の鼻を ポッキリ折って 下さいよ
まぁ自信を持つのは いい事じゃない？ 痛い目みるのは 自分だしね
いやぁでも ＩＶＲセンターには お世話に なりっぱなしですね
いやいや 久保先生が 先月深く入れすぎた 胆管ステントも 高瀬先生にとって いただきました からねぇー
まぁ「持ちつ持たれつ」ですよ！
ちょっと 久保先生！ その話聞いて ないですよ！
弘法も筆を 誤るんだよ！
未来の「神の手」を お楽しみに！
ダッ

▶ 上大静脈症候群 ◀

上半身の血液が心臓に戻る直前の大きな静脈を上大静脈と呼ぶ。ここが腫瘍により圧迫されて血液が心臓に戻ることができなくなって生じる特殊な病態が上大静脈症候群。手や顔がむくむことに加え、喉の部分の気道（空気の通り道）や脳もむくむため、極めて危険な状態。薬や放射線で簡単に小さくなるような腫瘍を除けば、治療は極めて難しい。ステント治療は、病気そのものを治せるわけではないが、血液が心臓に戻るようにすることができるため、約70%の患者さんに効果の得られることが証明されている。ただし、IVRの中でも技術的難易度は高い。なお、2018年5月現在、使用するステントが日本国内で薬事承認されていないが、承認が見込まれている。

▶ 気管狭窄 ◀

空気の通り道である気管が細くなった状態。腫瘍により気管の太い部分が圧迫された場合には窒息の危険性があり、極めて危険な状態。何よりもまず気管を拡げる必要があり、しばしばステントが使用される。内視鏡的に挿入するのが一般的だが、緊急性の高い場合には、より短時間で完了するIVRで行われる。危険な状態で、かつ極めて短時間に完了する必要があり、高いIVR技術が要求される。反面、効果も劇的であり、白目をむいてゼーゼーとしながらIVR室に到着した患者さんが、話をしながら帰るような場面もある。

▶ 十二指腸ステント ◀

胃の先の十二指腸が細くなることは膵臓がんなどでしばしば起こり、ここでもステントが活用される。口から挿入した内視鏡を胃を超えて十二指腸まで到達させてステントを挿入するのが一般的だが、内視鏡でどうしても難しい場合には、お腹から直接胃に穴を開ける胃瘻を作り、そこから十二指腸にステントを挿入する場合がある。最大の利点は胃瘻から十二指腸は10cmもない至近距離で、十二指腸の深いところでも30cm程度の距離であるため、口から到達する内視鏡に比べ、圧倒的に操作が容易となる点。治療後、胃瘻はすぐに不要となるが、通常は１週間程度チューブを入れたままにしておき、その後にチューブを抜去して胃瘻を閉じる。

第5章

神の手の正体

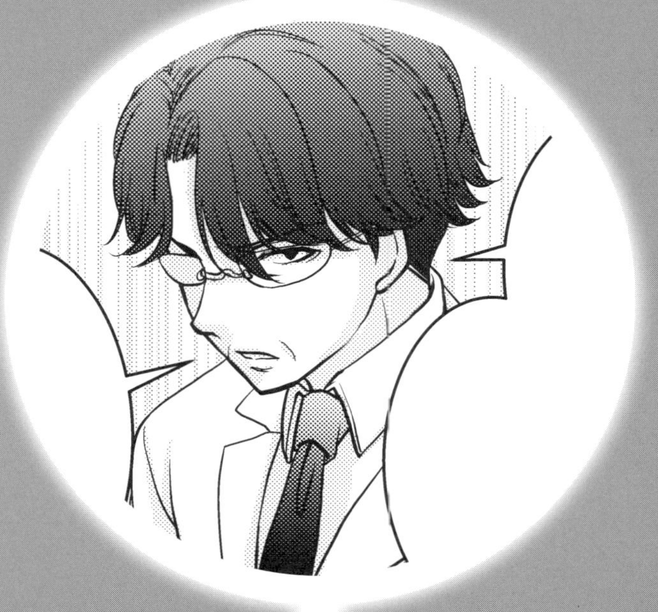

第5章 神の手の正体

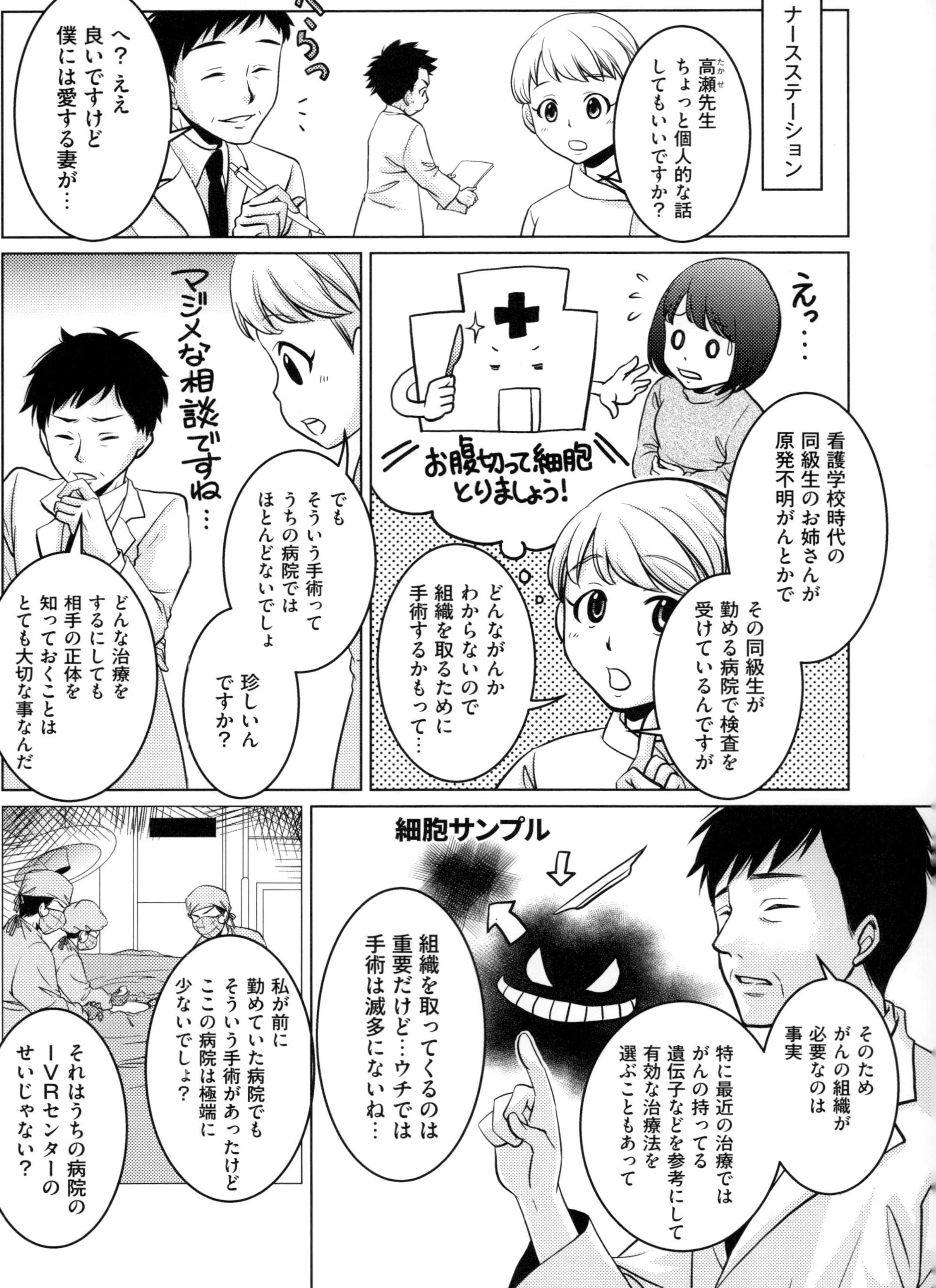
ナースステーション
高瀬《たかせ》先生 ちょっと個人的な話してもいいですか?
へらっ
へ? ええ 良いですけど 僕には愛する妻が…
えっ…
看護学校時代の同級生のお姉さんが原発不明がんとかで
その同級生が勤める病院で検査を受けているんですが
お腹切って細胞とりましょう!
どんながんかわからないので組織を取るために手術するかもって…
マジメな相談ですね…
でも そういう手術ってうちの病院ではほとんどないでしょ
珍しいんですか?
どんな治療をするにしても相手の正体を知っておくことはとても大切な事なんだ
そのため がんの組織が必要なのは事実
特に最近の治療ではがんの持ってる遺伝子などを参考にして有効な治療法を選ぶこともあって
細胞サンプル
組織を取ってくるのは重要だけど…ウチでは手術は滅多にないね…
私が前に勤めていた病院でもそういう手術があったけどここの病院は極端に少ないでしょ?
それはうちの病院のIVRセンターのせいじゃない?

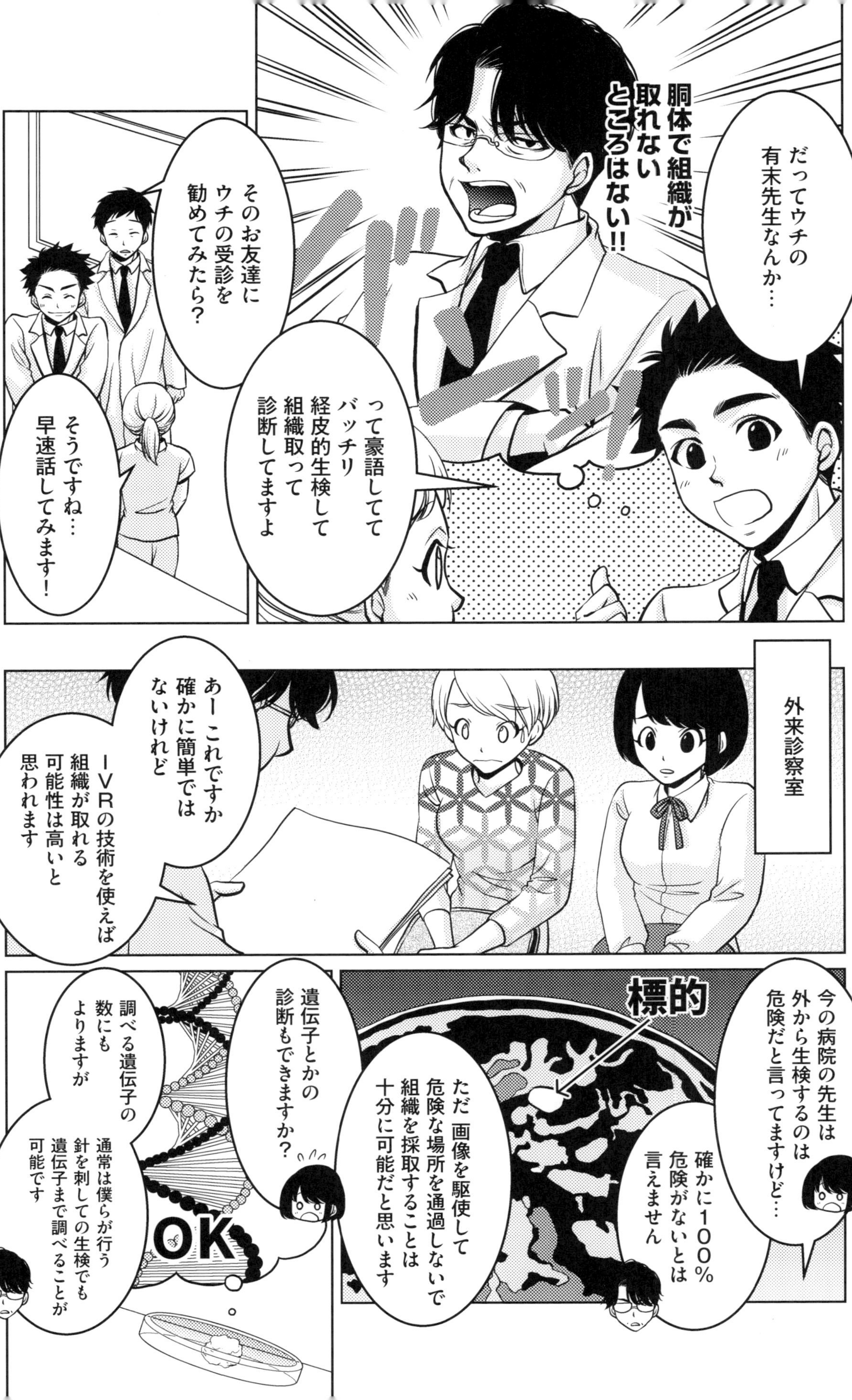

だってウチの
有末先生なんか…
胴体で組織が
取れない
ところはない!!
って豪語してて
バッチリ
経皮的生検して
組織取って
診断してますよ
そのお友達に
ウチの受診を
勧めてみたら?
そうですね…
早速話してみます!
外来診察室
あー これですか
確かに簡単では
ないけれど
IVRの技術を使えば
組織が取れる
可能性は高いと
思われます
今の病院の先生は
外から生検するのは
危険だと言ってますけど…
確かに100%
危険がないとは
言えません
標的
ただ 画像を駆使して
危険な場所を通過しないで
組織を採取することは
十分に可能だと思います
遺伝子とかの
診断もできますか?
調べる遺伝子の
数にも
よりますが
通常は僕らが行う
針を刺しての生検でも
遺伝子まで調べることが
可能です
OK

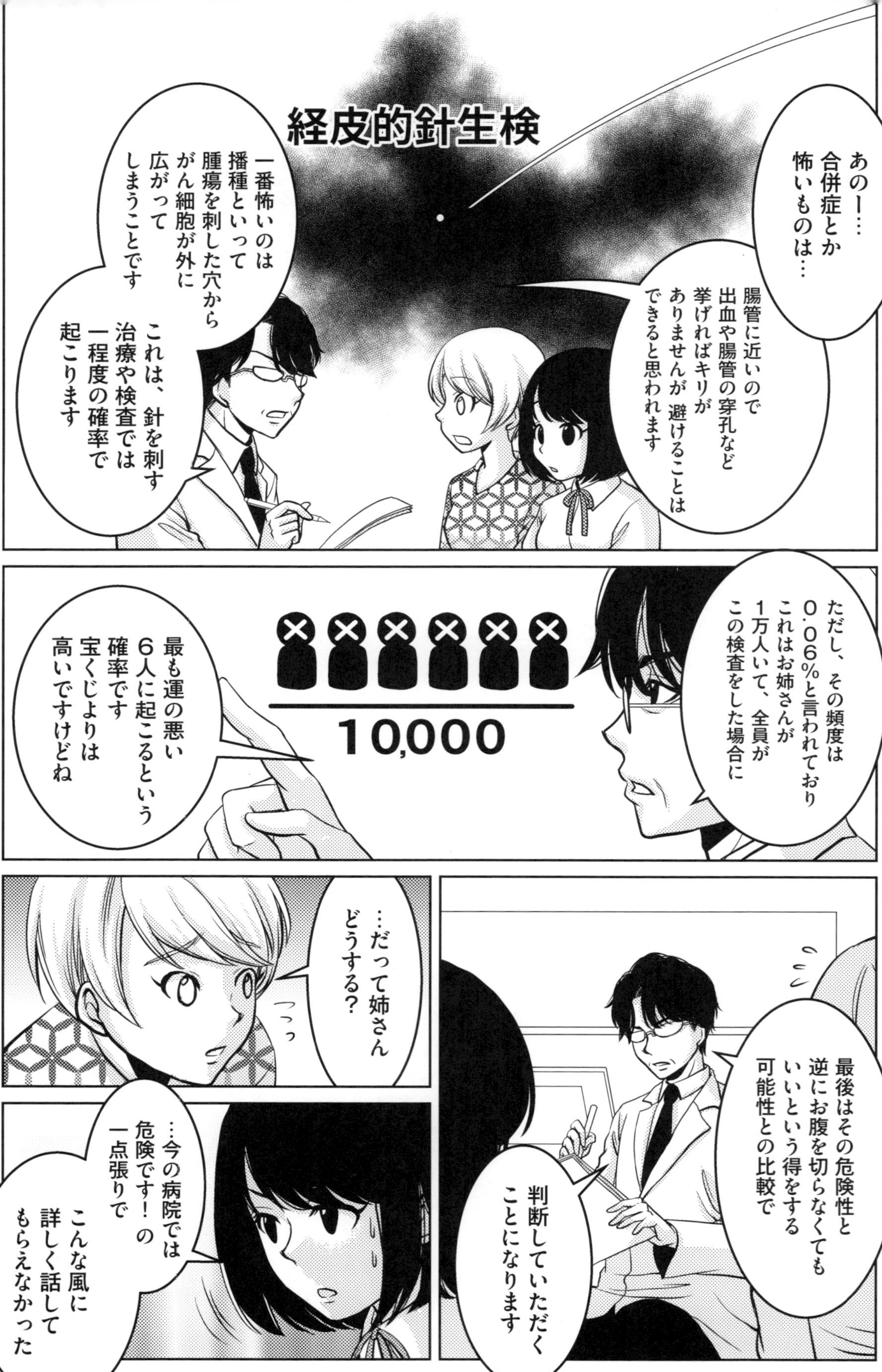
あのー…合併症とか怖いものは…
腸管に近いので出血や腸管の穿孔など挙げればキリがありませんが 避けることはできると思われます
経皮的針生検
一番怖いのは播種といって腫瘍を刺した穴からがん細胞が外に広がってしまうことです
これは、針を刺す治療や検査では一程度の確率で起こります
ただし、その頻度は0.06%と言われておりこれはお姉さんが1万人いて、全員がこの検査をした場合に
10,000
最も運の悪い6人に起こるという確率です宝くじよりは高いですけどね
最後はその危険性と逆にお腹を切らなくてもいいという得をする可能性との比較で
判断していただくことになります
…だって姉さんどうする?
…今の病院では危険です! の一点張りで
こんな風に詳しく話してもらえなかった

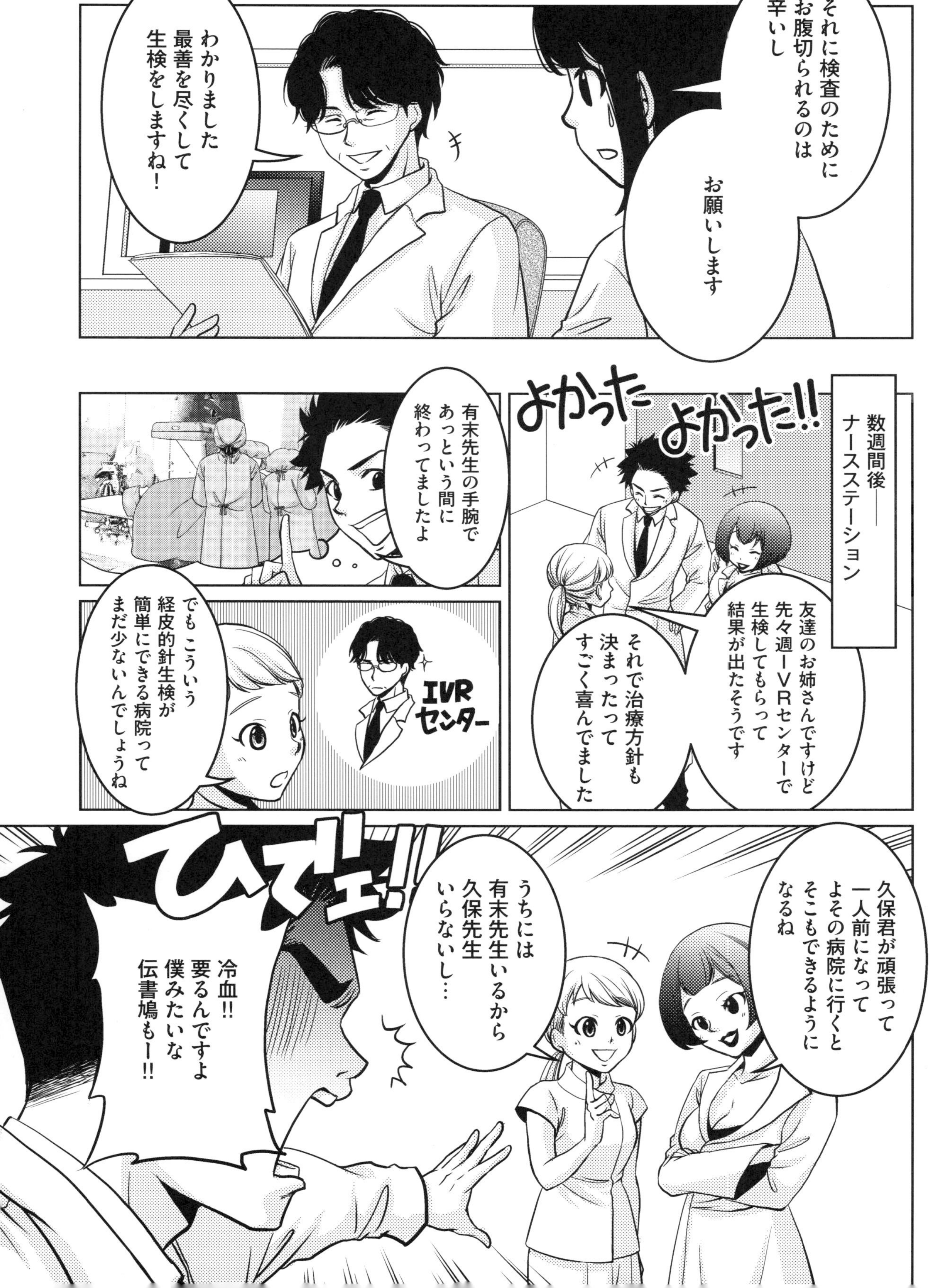
それに検査のために
お腹切られるのは
辛いし
お願いします
わかりました
最善を尽くして
生検をしますね！
数週間後――
ナースステーション
よかった よかった!!
友達のお姉さんですけど
先々週ＩＶＲセンターで
生検してもらって
結果が出たそうです
それで治療方針も
決まったって
すごく喜んでました
有末先生の手腕で
あっという間に
終わってましたよ
IVRセンター
でもこういう
経皮的針生検が
簡単にできる病院って
まだ少ないんでしょうね
久保君が頑張って
一人前になって
よその病院に行くと
そこもできるように
なるね
うちには
有末先生いるから
久保先生
いらないし…
ひでェッ!!
冷血!!
要るんですよ
僕みたいな
伝書鳩もー!!

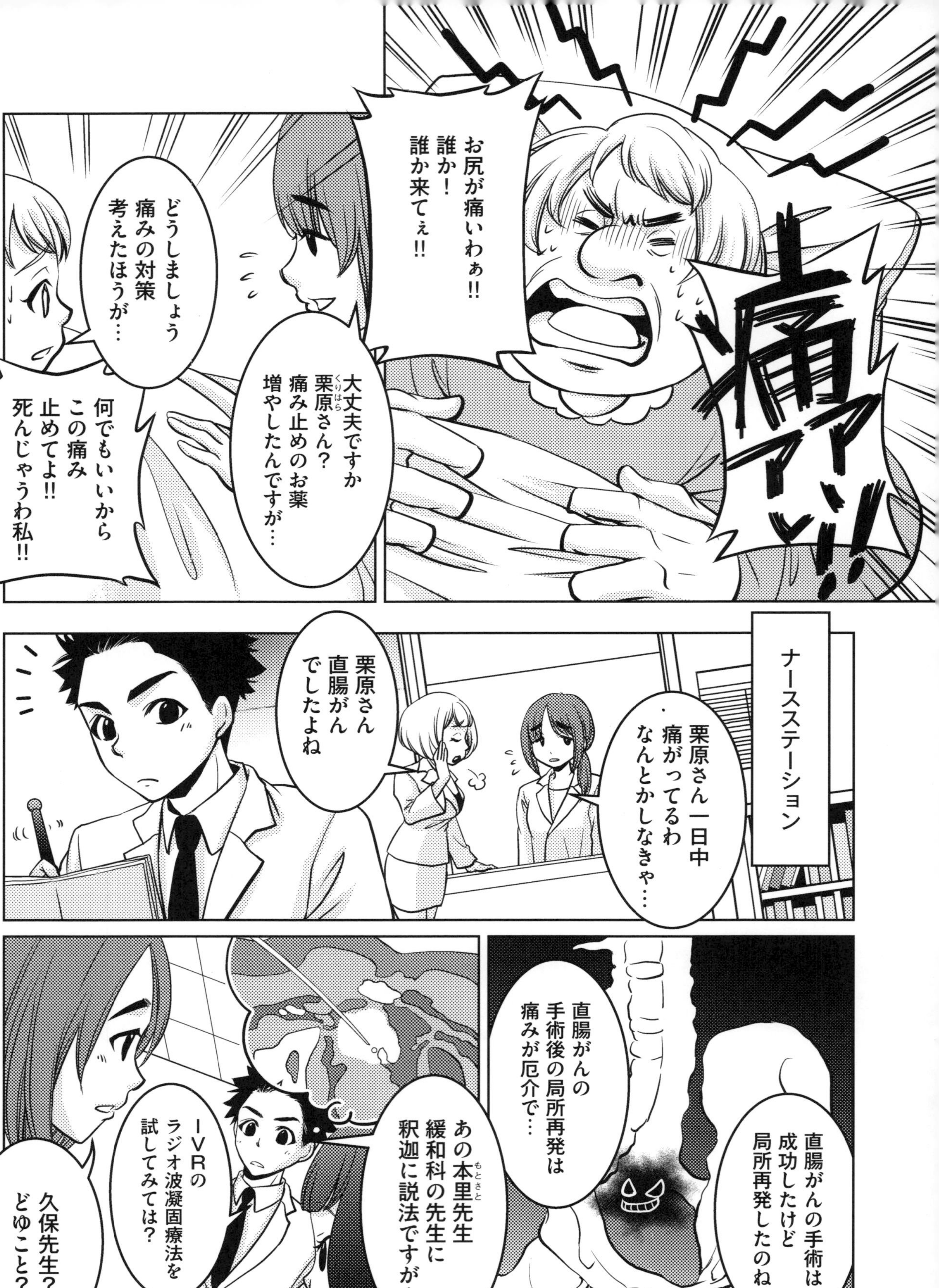
痛ァァいい!!
お尻が痛いわぁ!! 誰か! 誰か来てぇ!!
大丈夫ですか 栗原《くりはら》さん? 痛み止めのお薬増やしたんですが…
どうしましょう 痛みの対策考えたほうが…
何でもいいから この痛み止めてよ!! 死んじゃうわ私!!
ナースステーション
栗原さん一日中痛がってるわ なんとかしなきゃ…
栗原さん直腸がんでしたよね
直腸がんの手術は成功したけど局所再発したのね
直腸がんの手術後の局所再発は痛みが厄介で…
あの本里《もとさと》先生 緩和科の先生に釈迦に説法ですが…
IVRのラジオ波凝固療法を試してみては?
久保先生? どゆこと?

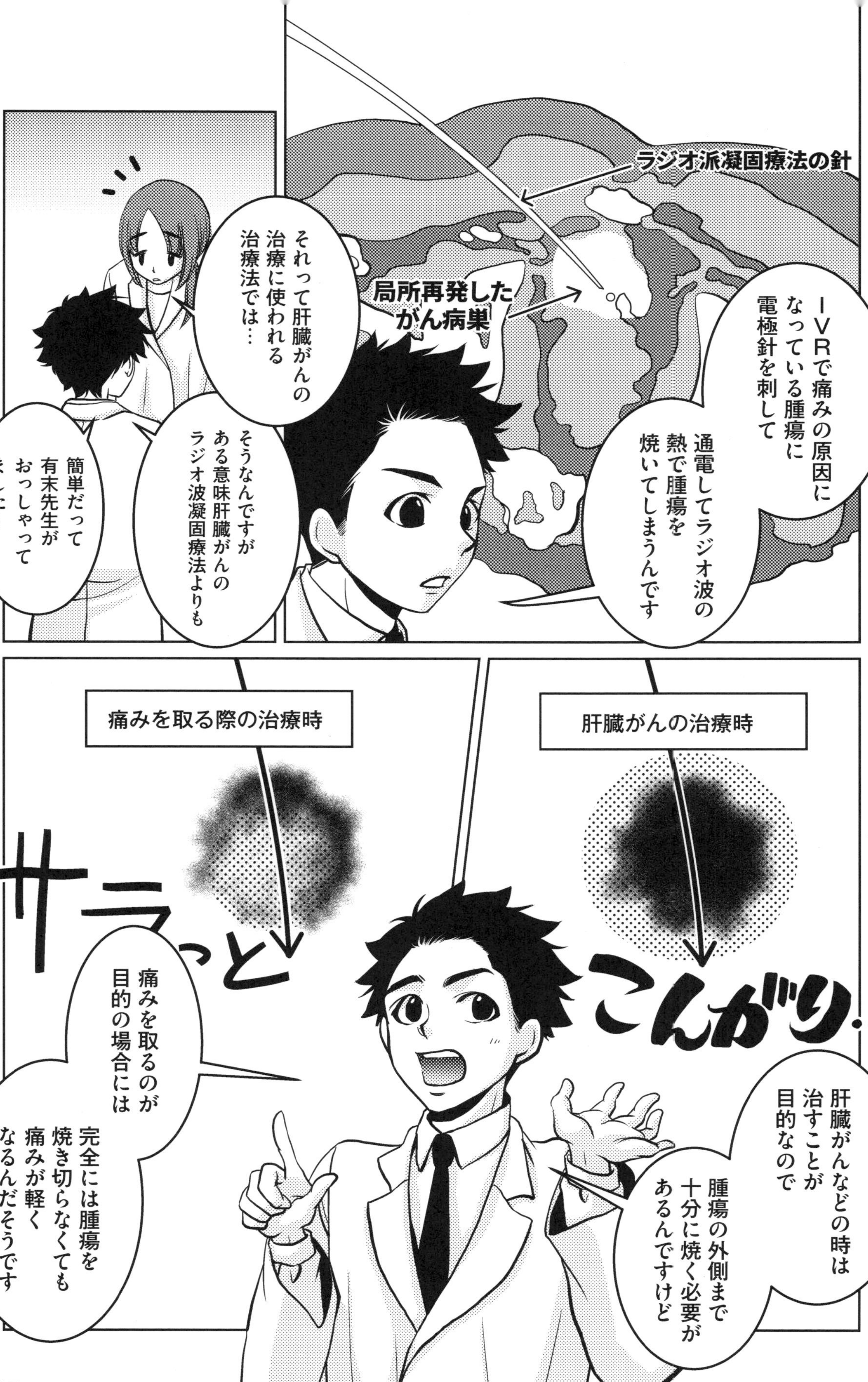
ラジオ派凝固療法の針
局所再発したがん病巣
IVRで痛みの原因になっている腫瘍に電極針を刺して
通電してラジオ波の熱で腫瘍を焼いてしまうんです
それって肝臓がんの治療に使われる治療法では…
そうなんですがある意味肝臓がんのラジオ波凝固療法よりも
簡単だって有末先生がおっしゃってました…
肝臓がんの治療時
痛みを取る際の治療時
こんがり…
サラっと
肝臓がんなどの時は治すことが目的なので
腫瘍の外側まで十分に焼く必要があるんですけど
痛みを取るのが目的の場合には
完全には腫瘍を焼き切らなくても痛みが軽くなるんだそうです

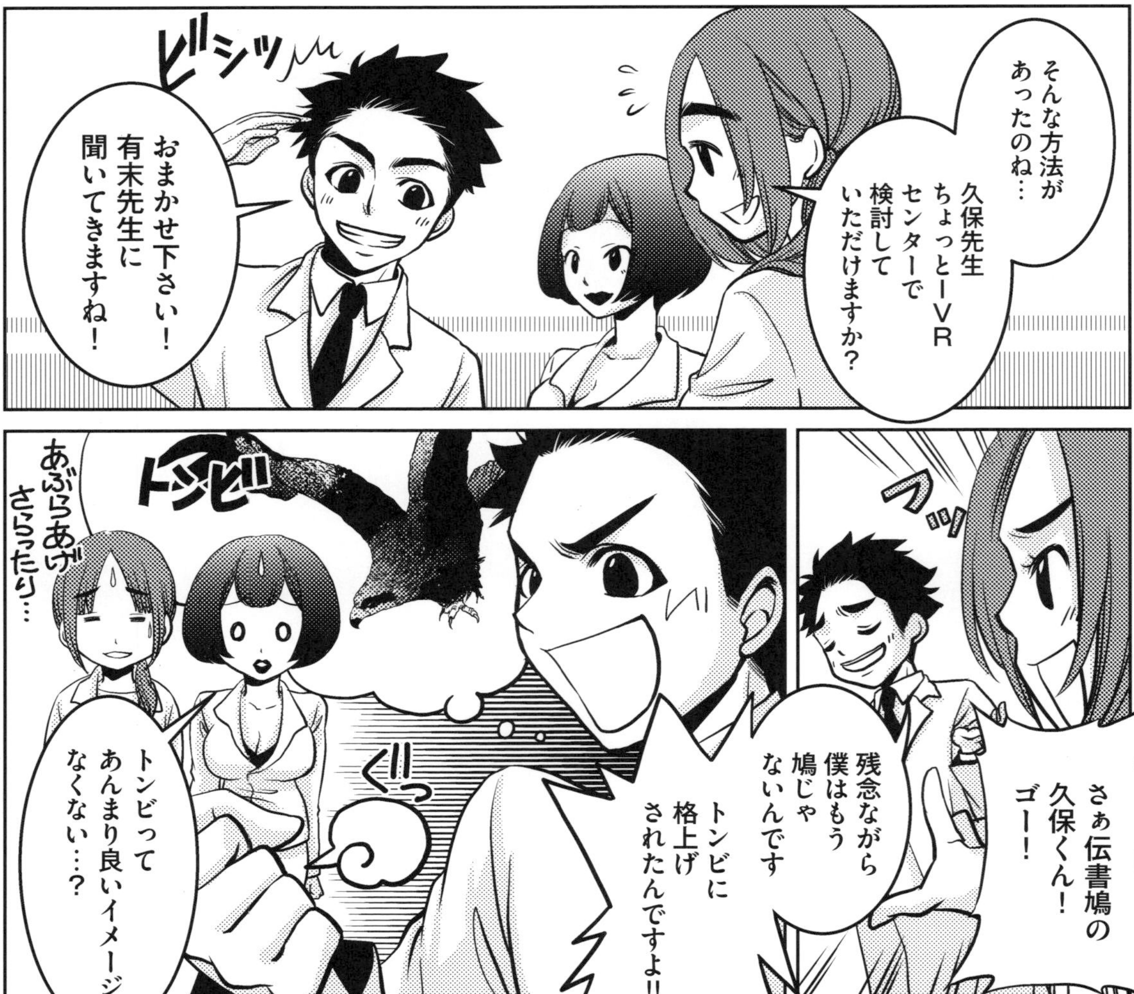
そんな方法があったのね…
久保先生ちょっとIVRセンターで検討していただけますか?
ビシッ
おまかせ下さい!有末先生に聞いてきますね!
フッ
さぁ伝書鳩の久保くん!ゴー!
残念ながら僕はもう鳩じゃないんです
トンビに格上げされたんですよ!!
トンビ
ぐっ
トンビってあんまり良いイメージなくない…?
あぶらあげさらったり…
IVRセンターの検討が済み栗原さんの了解がとれた為
腫瘍に対するラジオ波凝固療法※の処置がとりおこなわれた

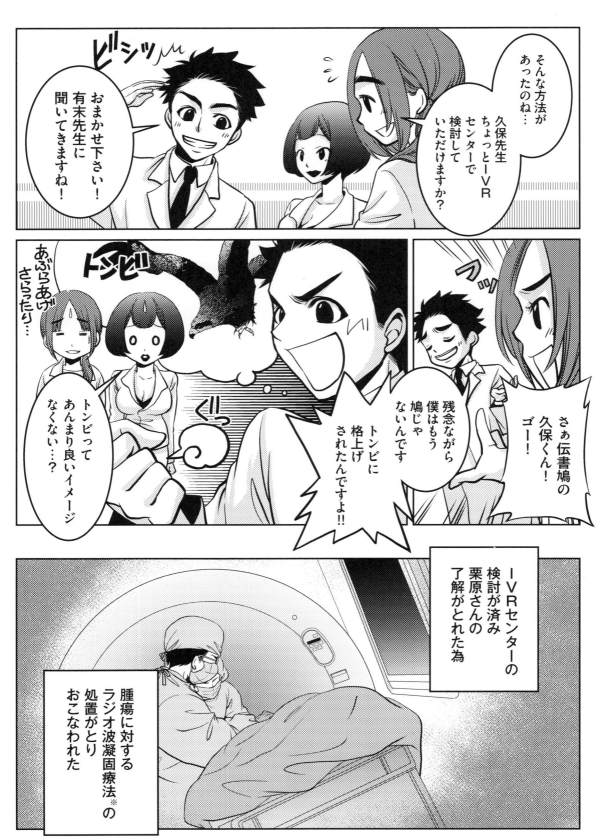

※肝臓以外のラジオ波凝固治療は日本ではまだ承認されていません（2018年6月現在）。

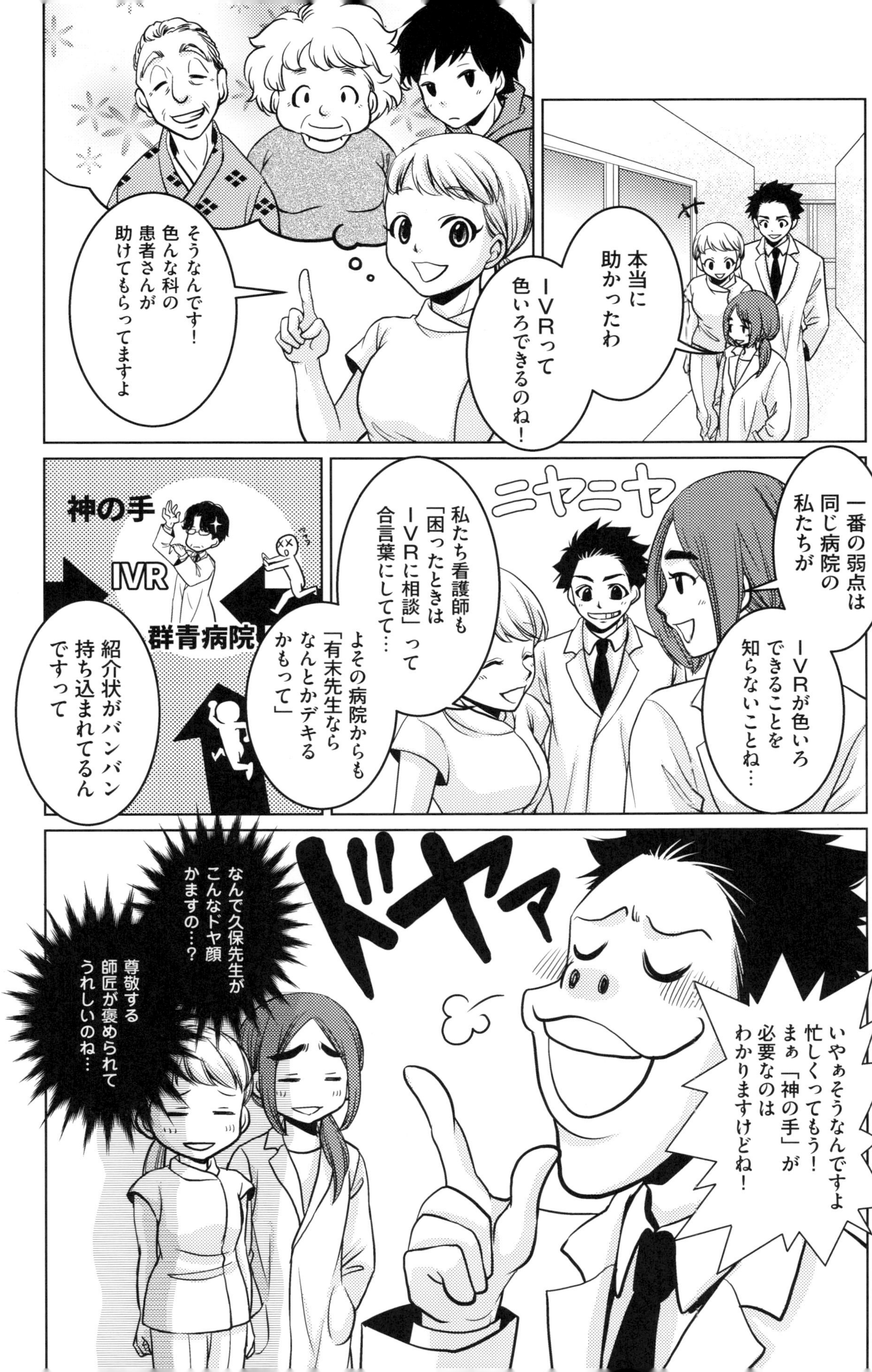
本当に助かったわ
IVRって色いろできるのね！
そうなんです！色んな科の患者さんが助けてもらってますよ
一番の弱点は同じ病院の私たちが
IVRが色いろできることを知らないことね…
ニヤニヤ
私たち看護師も「困ったときはIVRに相談」って合言葉にしてて…
よその病院からも「有末先生ならなんとかデキるかもって」
神の手
IVR
群青病院
紹介状がバンバン持ち込まれてるんですって
ドヤァ
いやぁそうなんですよ忙しくってもう！まぁ「神の手」が必要なのはわかりますけどね！
なんで久保先生がこんなドヤ顔かますの…？
尊敬する師匠が褒められてうれしいのね…

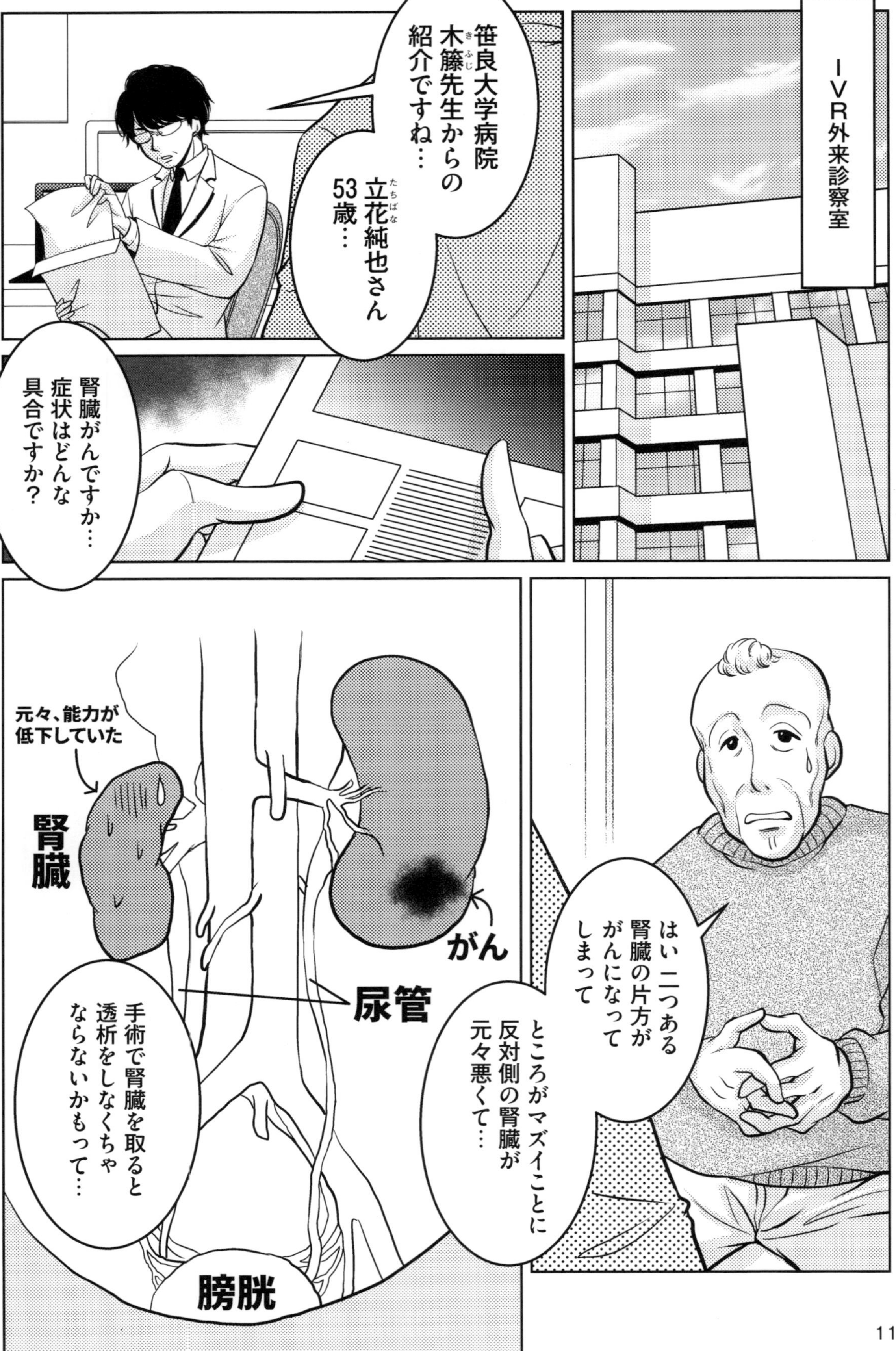
IVR外来診察室
笹良大学病院 木籐《きふじ》先生からの紹介ですね…
立花《たちばな》純也さん 53歳…
腎臓がんですか… 症状はどんな具合ですか？
はい 二つある腎臓の片方ががんになってしまって
ところがマズイことに反対側の腎臓が元々悪くて…
手術で腎臓を取ると透析をしなくちゃならないかもって…
元々、能力が低下していた
腎臓
がん
尿管
膀胱

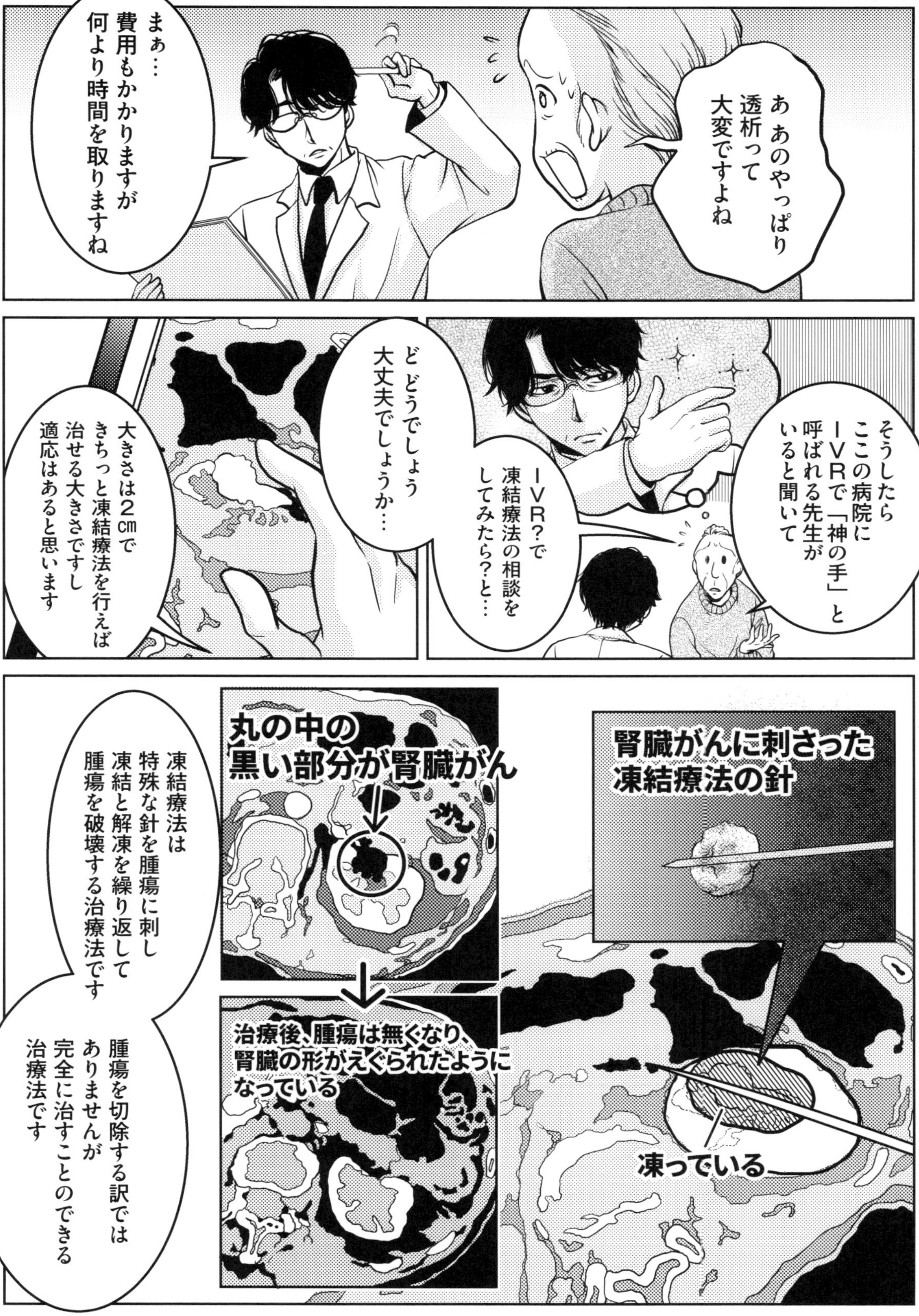

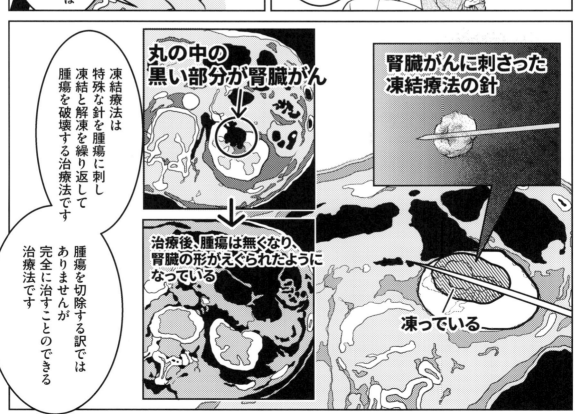

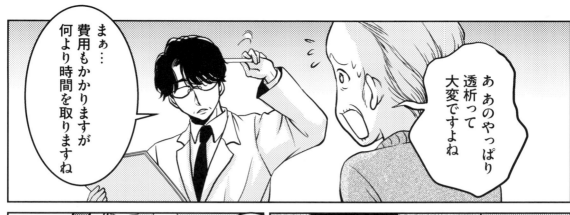

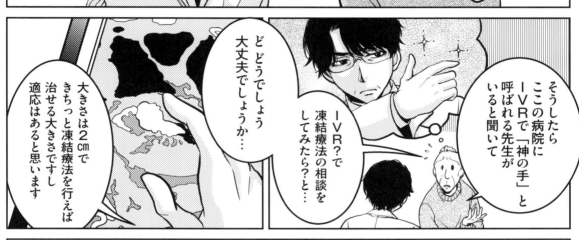

あぁのやっぱり
透析って
大変ですよね
まぁ…
費用もかかりますが
何より時間を取りますね
そうしたら
ここの病院に
IVRで「神の手」と
呼ばれる先生が
いると聞いて
IVR?で
凍結療法の相談を
してみたら?と…
ど どうでしょう
大丈夫でしょうか…
大きさは2㎝で
きちっと凍結療法を行えば
治せる大きさですし
適応はあると思います
腎臓がんに刺さった
凍結療法の針
凍っている
丸の中の
黒い部分が腎臓がん
治療後、腫瘍は無くなり、
腎臓の形がえぐられたように
なっている
凍結療法は
特殊な針を腫瘍に刺し
凍結と解凍を繰り返して
腫瘍を破壊する治療法です
腫瘍を切除する訳では
ありませんが
完全に治すことのできる
治療法です

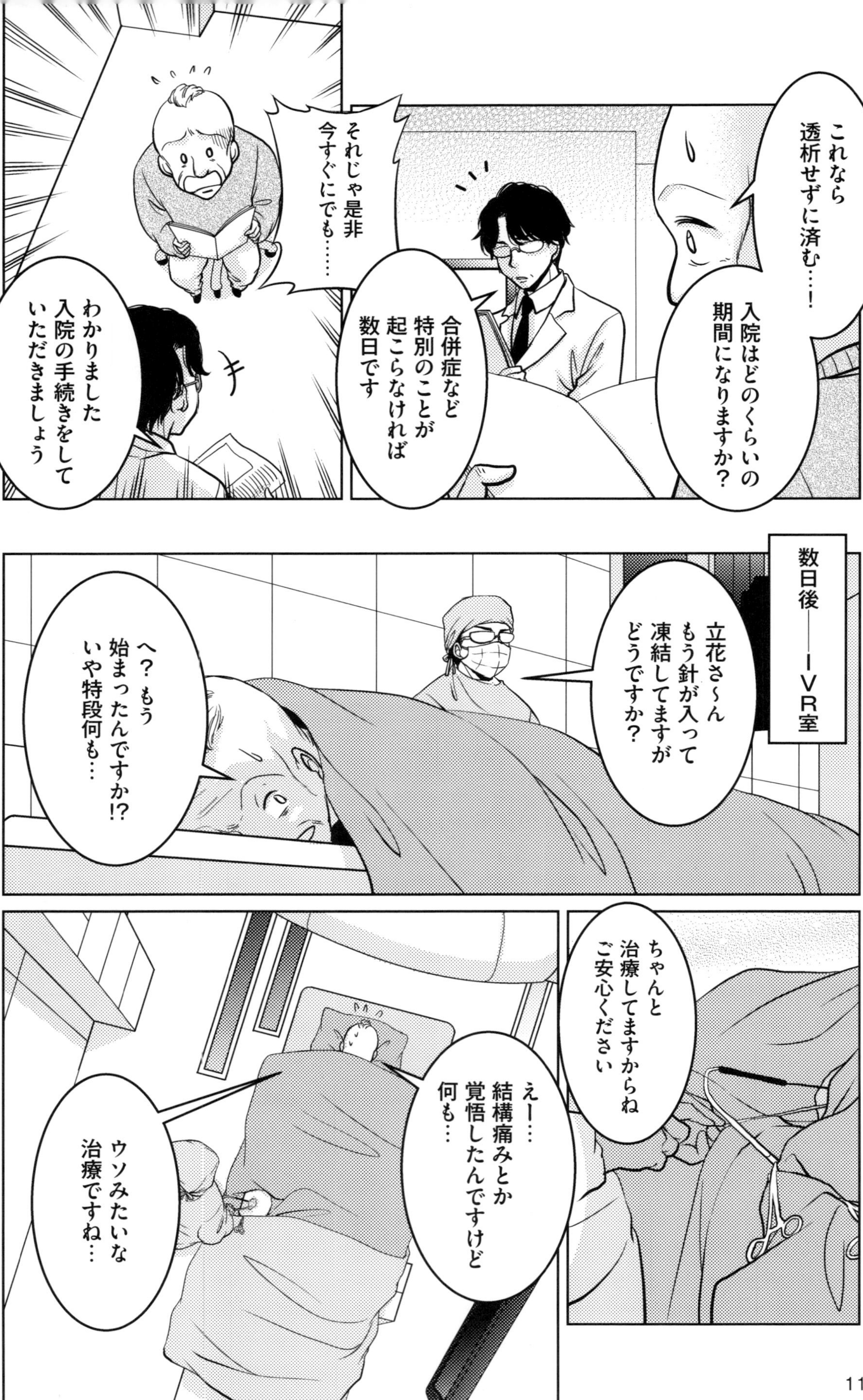
これなら透析せずに済む…!
入院はどのくらいの期間になりますか?
合併症など特別のことが起こらなければ数日です
それじゃ是非今すぐにでも……
わかりました入院の手続きをしていただきましょう
数日後——IVR室
立花さ〜んもう針が入って凍結してますがどうですか?
へ? もう始まったんですか!? いや特段何も…
ちゃんと治療してますからねご安心ください
えー…結構痛みとか覚悟したんですけど何も…
ウソみたいな治療ですね…

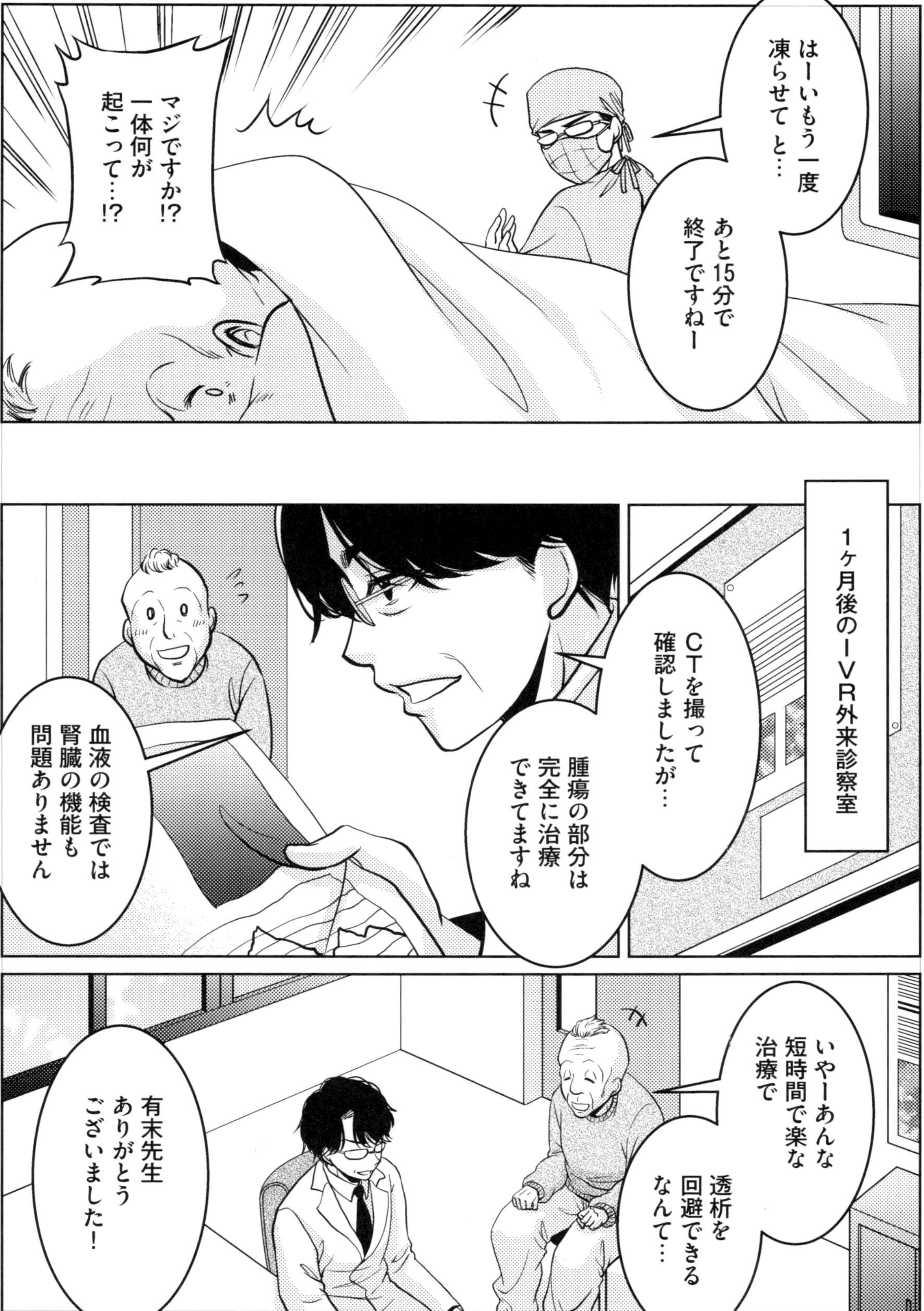

はーいもう一度凍らせてと…
あと15分で終了ですねー
マジですか!? 一体何が起こって…!?
1ヶ月後のIVR外来診察室
CTを撮って確認しましたが…
腫瘍の部分は完全に治療できてますね
血液の検査では腎臓の機能も問題ありません
いやーあんな短時間で楽な治療で
透析を回避できるなんて…
有末先生ありがとうございました!

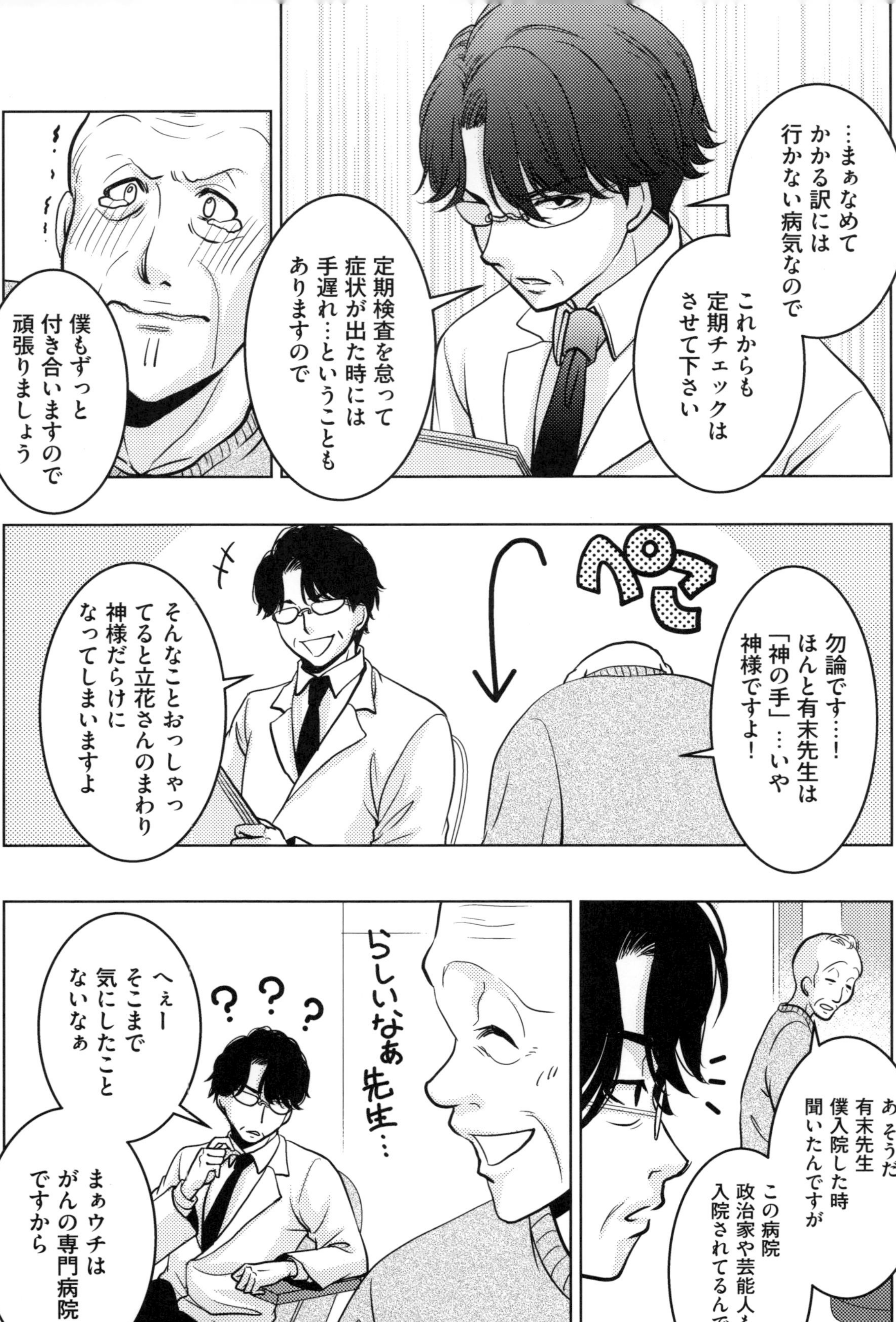
…まぁなめて
かかる訳には
行かない病気なので
これからも
定期チェックは
させて下さい
定期検査を怠って
症状が出た時には
手遅れ…ということも
ありますので
僕もずっと
付き合いますので
頑張りましょう
ぺこ
勿論です…!
ほんと有末先生は
「神の手」…いや
神様ですよ!
そんなことおっしゃってると立花さんのまわり
神様だらけに
なってしまいますよ
あそうだ
有末先生
僕入院した時
聞いたんですが
この病院
政治家や芸能人も
入院されてるんですね
らしいなぁ先生…
へぇー
そこまで
気にしたこと
ないなぁ
まぁウチは
がんの専門病院
ですから

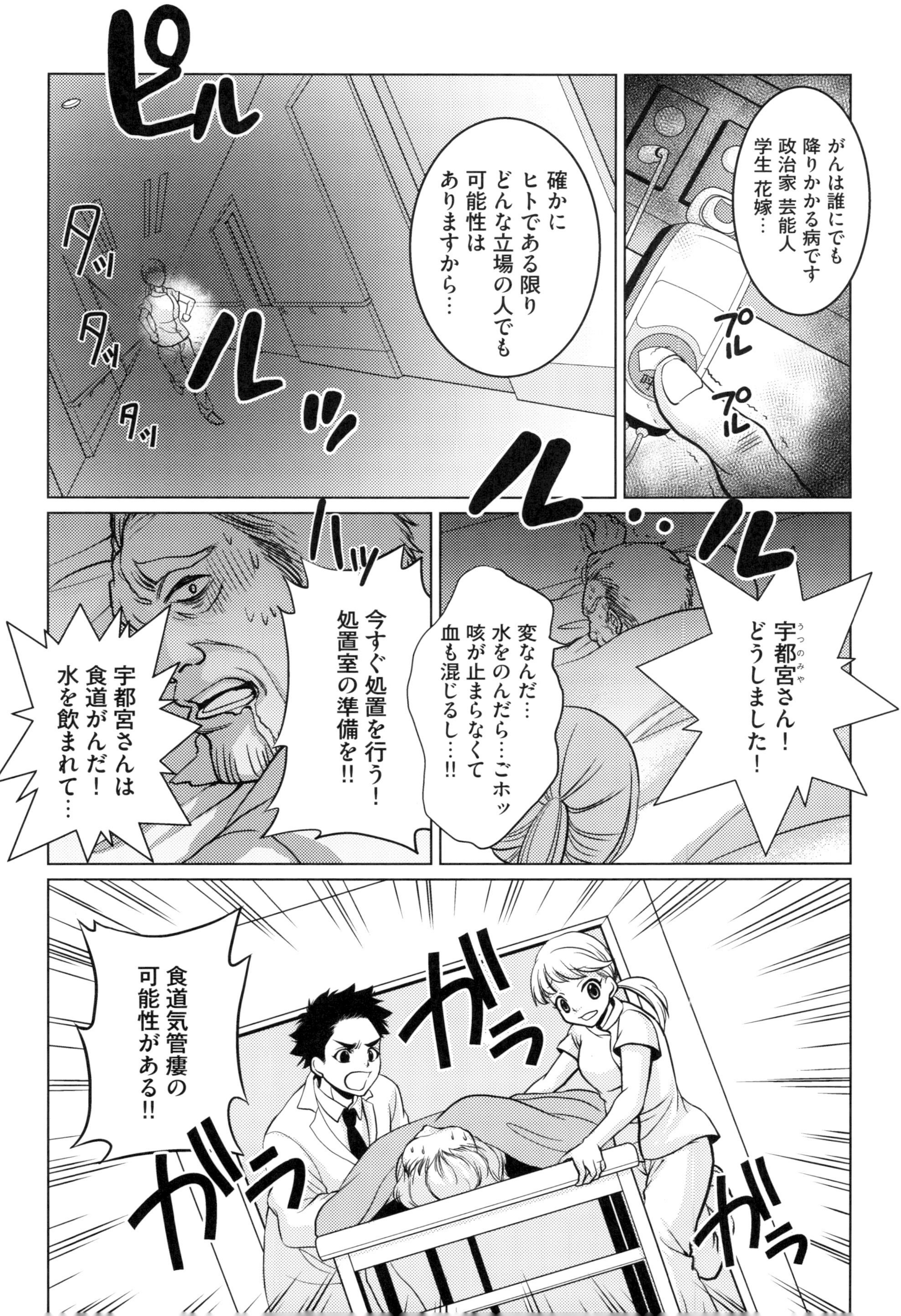
がんは誰にでも
降りかかる病です
政治家 芸能人
学生 花嫁…
プル
プル
確かに
ヒトである限り
どんな立場の人でも
可能性は
ありますから…
ピルルッ
タッ
タッ
タッ
ルル‥ル
宇都宮《うつのみや》さん！
どうしました！
変なんだ…
水をのんだら…ごホッ
咳が止まらなくて
血も混じるし…!!
ハッ
今すぐ処置を行う！
処置室の準備を!!
宇都宮さんは
食道がんだ！
水を飲まれて…
食道気管瘻の
可能性がある!!

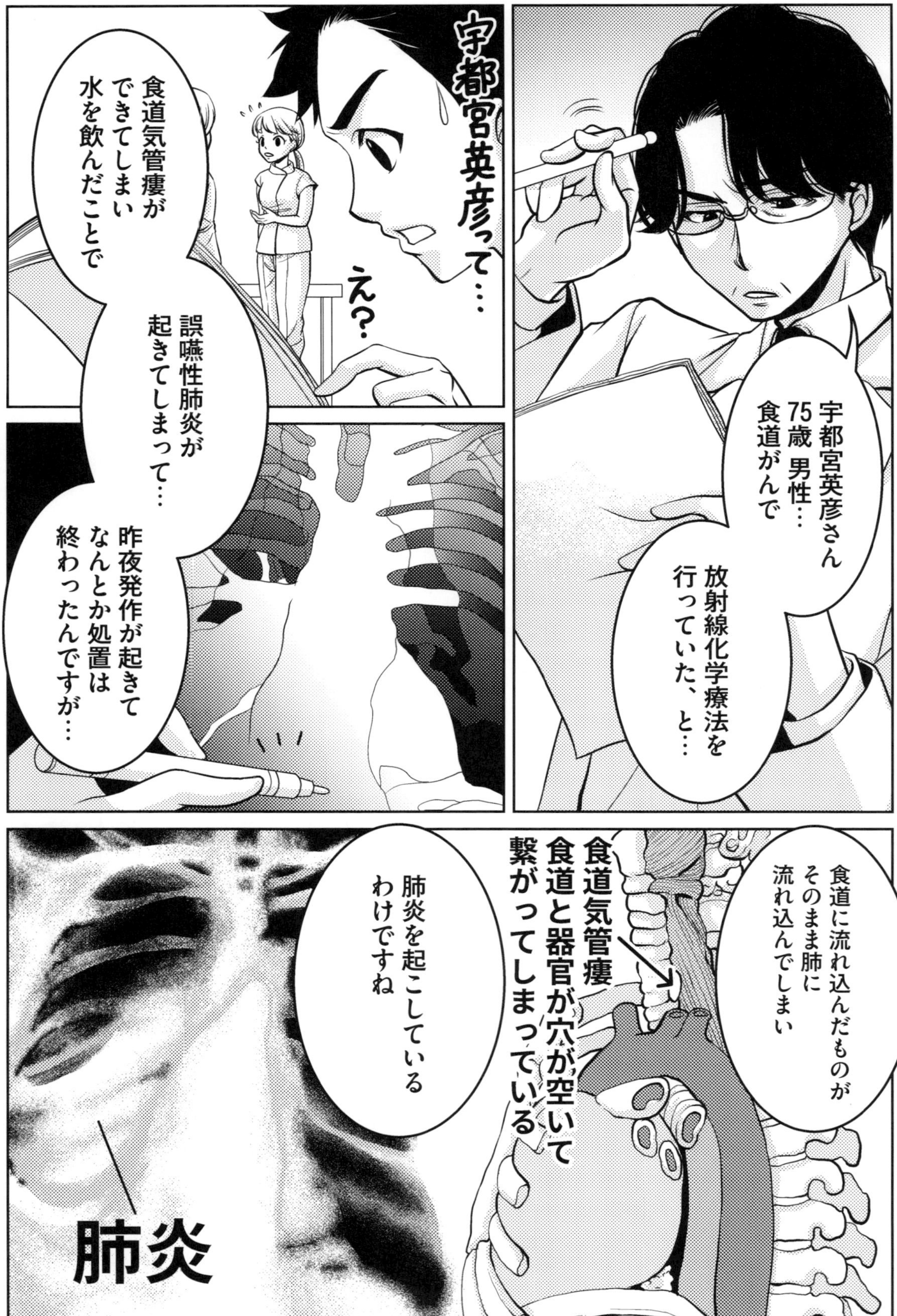
宇都宮英彦さん 75歳 男性… 食道がんで
放射線化学療法を 行っていた、と…
宇都宮英彦って…
え?
食道気管瘻が できてしまい 水を飲んだことで
誤嚥性肺炎が 起きてしまって…
昨夜発作が起きて なんとか処置は 終わったんですが…
食道に流れ込んだものが そのまま肺に 流れ込んでしまい
食道気管瘻
食道と器官が穴が空いて 繋がってしまっている
肺炎を起こしている わけですね
肺炎

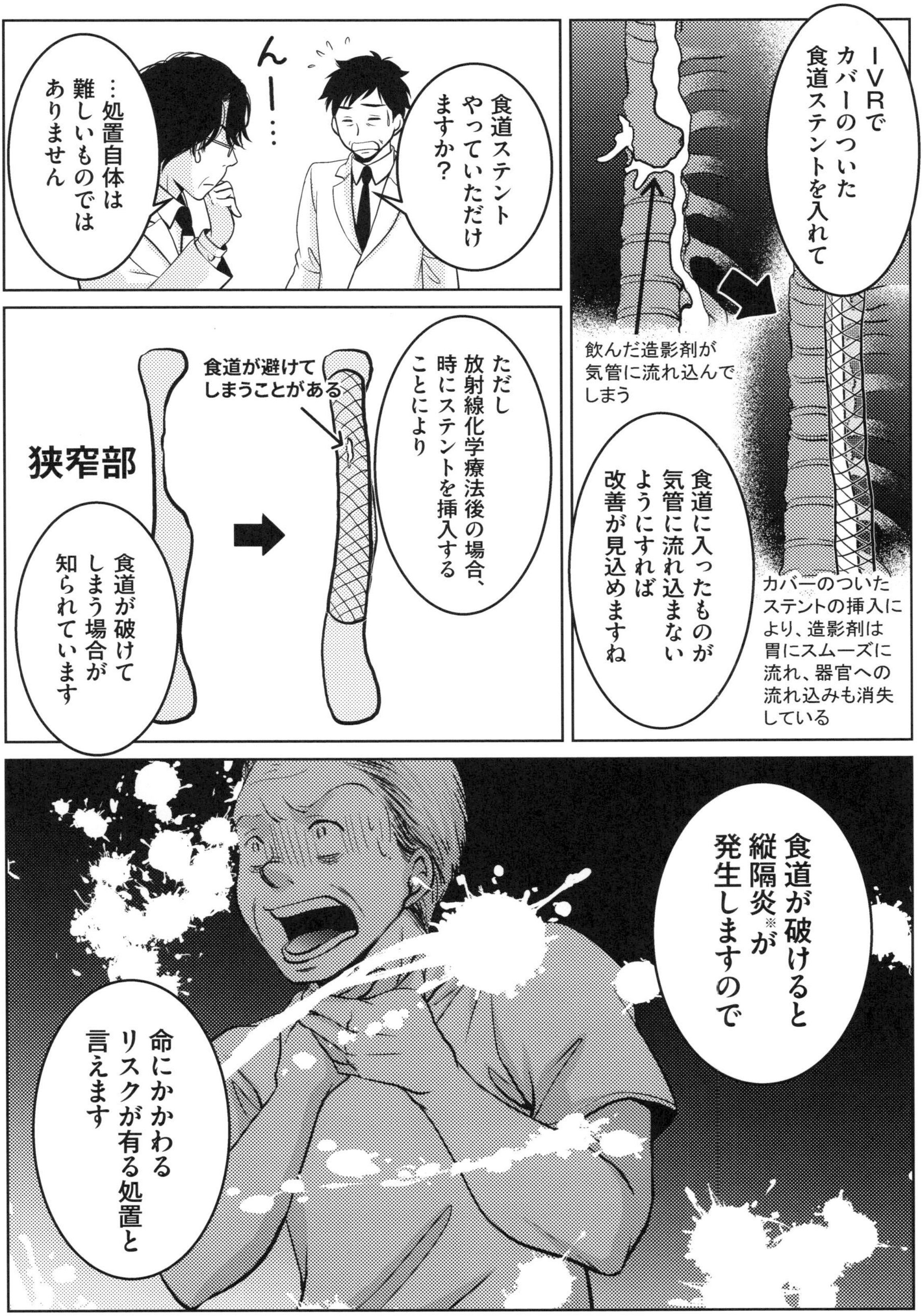

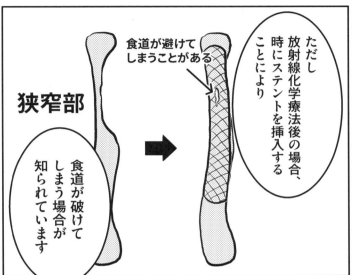

※縦隔には心臓や大血管など重要な臓器があるため、食道が破けて縦隔炎が生じると命に関わる厳しい状態となる。

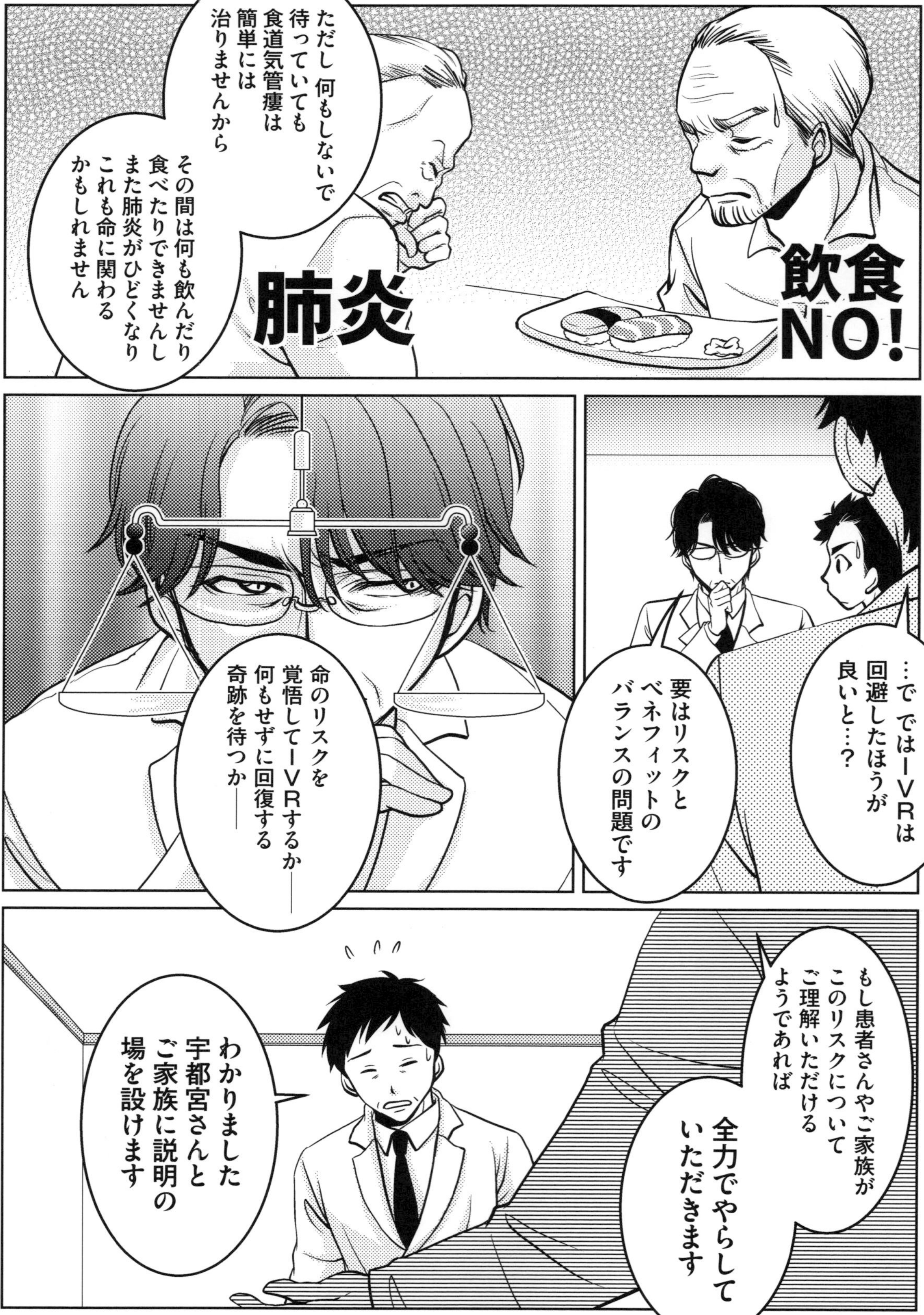
飲食NO!
ただし 何もしないで 待っていても 食道気管瘻は 簡単には 治りませんから
その間は何も飲んだり 食べたりできませんし また肺炎がひどくなり これも命に関わる かもしれません
肺炎
…で ではIVRは 回避したほうが 良いと…？
要はリスクと ベネフィットの バランスの問題です
命のリスクを 覚悟してIVRするか―― 何もせずに回復する 奇跡を待つか――
もし患者さんやご家族が このリスクについて ご理解いただける ようであれば
全力でやらして いただきます
わかりました 宇都宮さんと ご家族に説明の 場を設けます

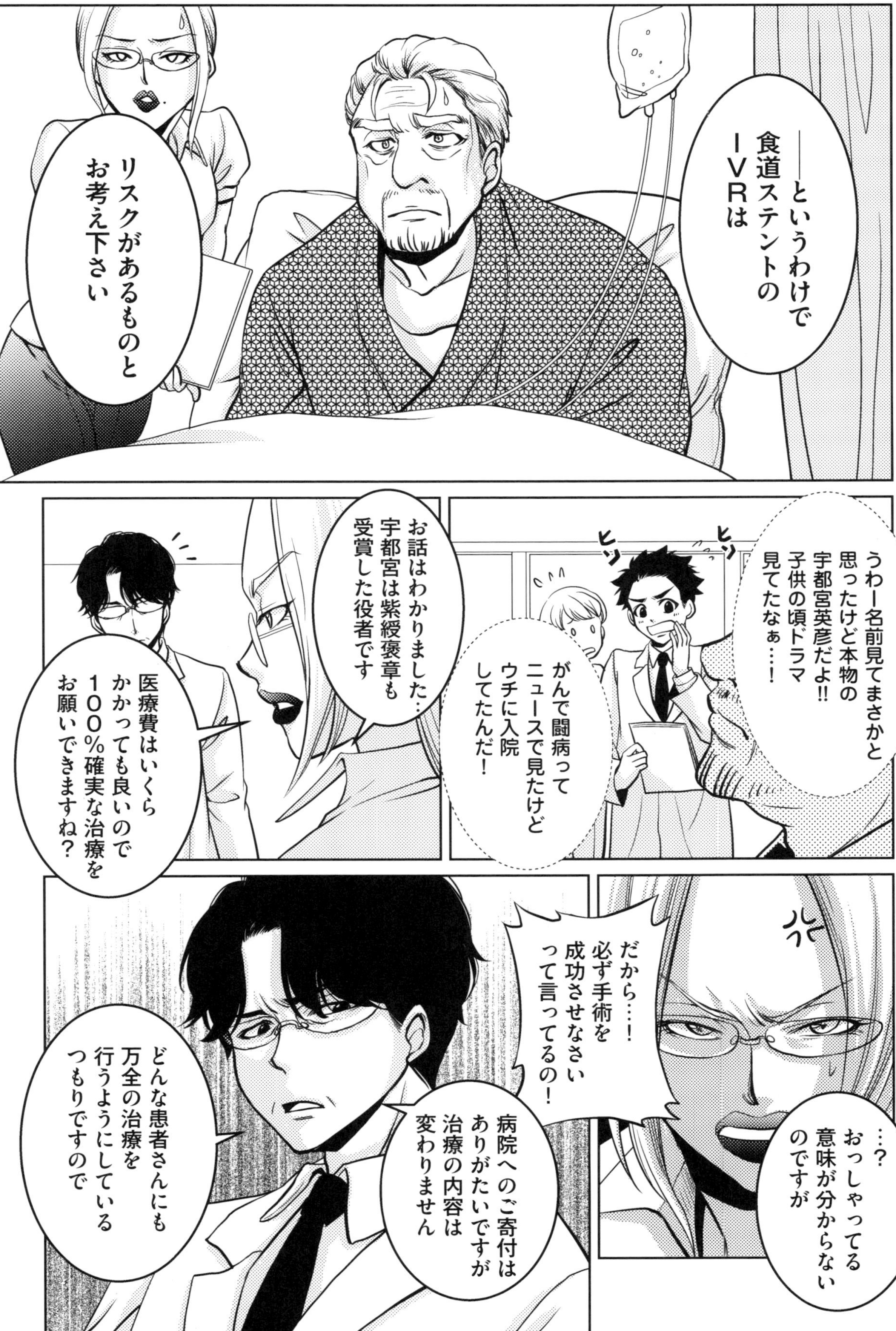
——というわけで食道ステントのIVRは
リスクがあるものとお考え下さい
うわー名前見てまさかと思ったけど本物の宇都宮英彦だよ!! 子供の頃ドラマ見てたなぁ…!
ヒソ
ヒソ
がんで闘病ってニュースで見たけどウチに入院してたんだ!
お話はわかりました…宇都宮は紫綬褒章も受賞した役者です
医療費はいくらかかっても良いので100%確実な治療をお願いできますね?
…? おっしゃってる意味が分からないのですが
だから…! 必ず手術を成功させなさいって言ってるの!
病院へのご寄付はありがたいですが治療の内容は変わりません
どんな患者さんにも万全の治療を行うようにしているつもりですので

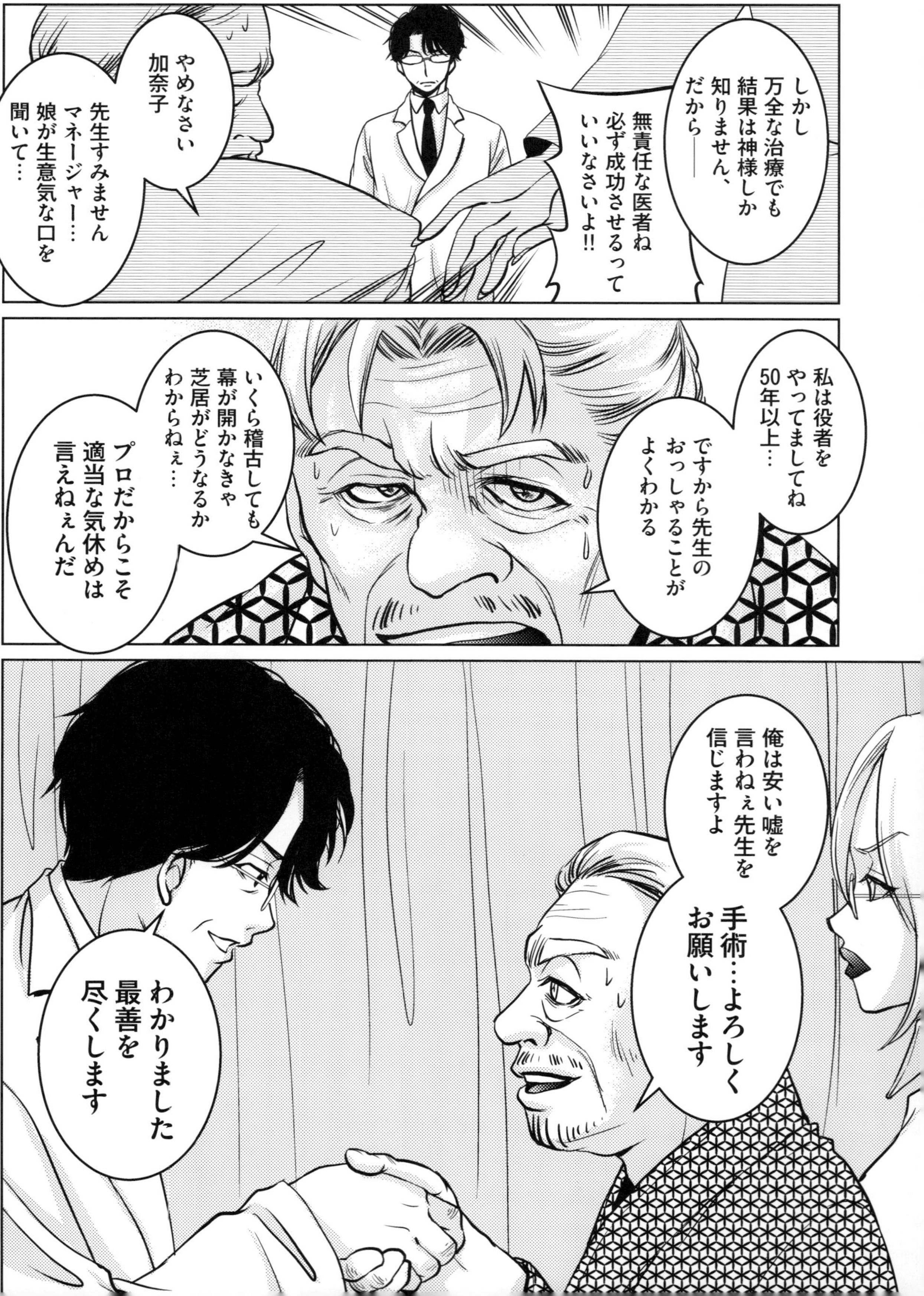

しかし
万全な治療でも
結果は神様しか
知りません、
だから――
無責任な医者ね
必ず成功させるって
いいなさいよ!!
やめなさい
加奈子
先生すみません
マネージャー…
娘が生意気な口を
聞いて…
私は役者を
やってましてね
50年以上…
ですから先生の
おっしゃることが
よくわかる
いくら稽古しても
幕が開かなきゃ
芝居がどうなるか
わからねぇ…
プロだからこそ
適当な気休めは
言えねぇんだ
俺は安い嘘を
言わねぇ先生を
信じますよ
手術…よろしく
お願いします
わかりました
最善を
尽くします

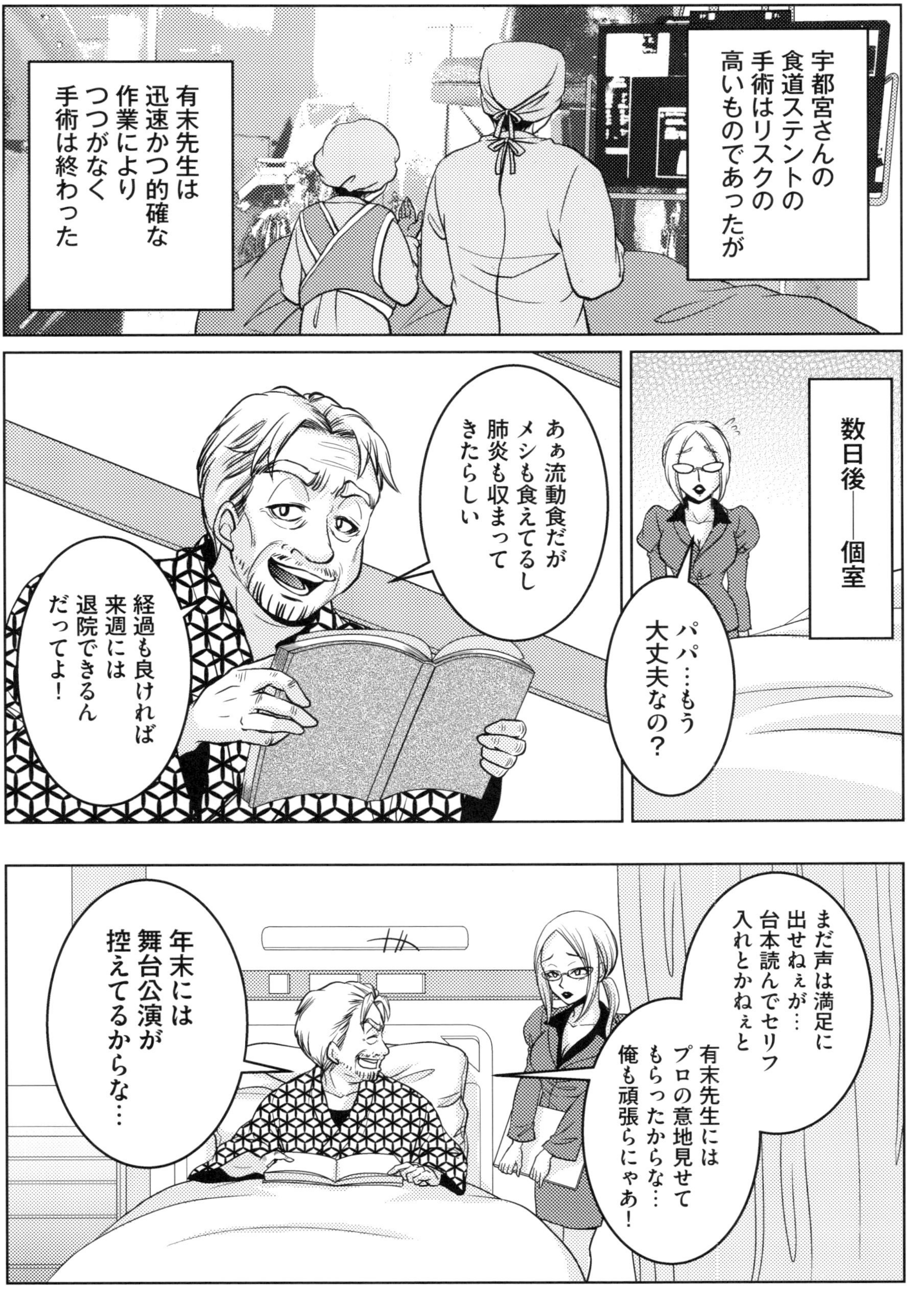
宇都宮さんの食道ステントの手術はリスクの高いものであったが
有末先生は迅速かつ的確な作業によりつつがなく手術は終わった
数日後——個室
パパ…もう大丈夫なの？
あぁ流動食だがメシも食えてるし肺炎も収まってきたらしい
経過も良ければ来週には退院できるんだってよ！
まだ声は満足に出せねぇが…台本読んでセリフ入れとかねぇと
有末先生にはプロの意地見せてもらったからな…俺も頑張らにゃあ！
年末には舞台公演が控えてるからな…

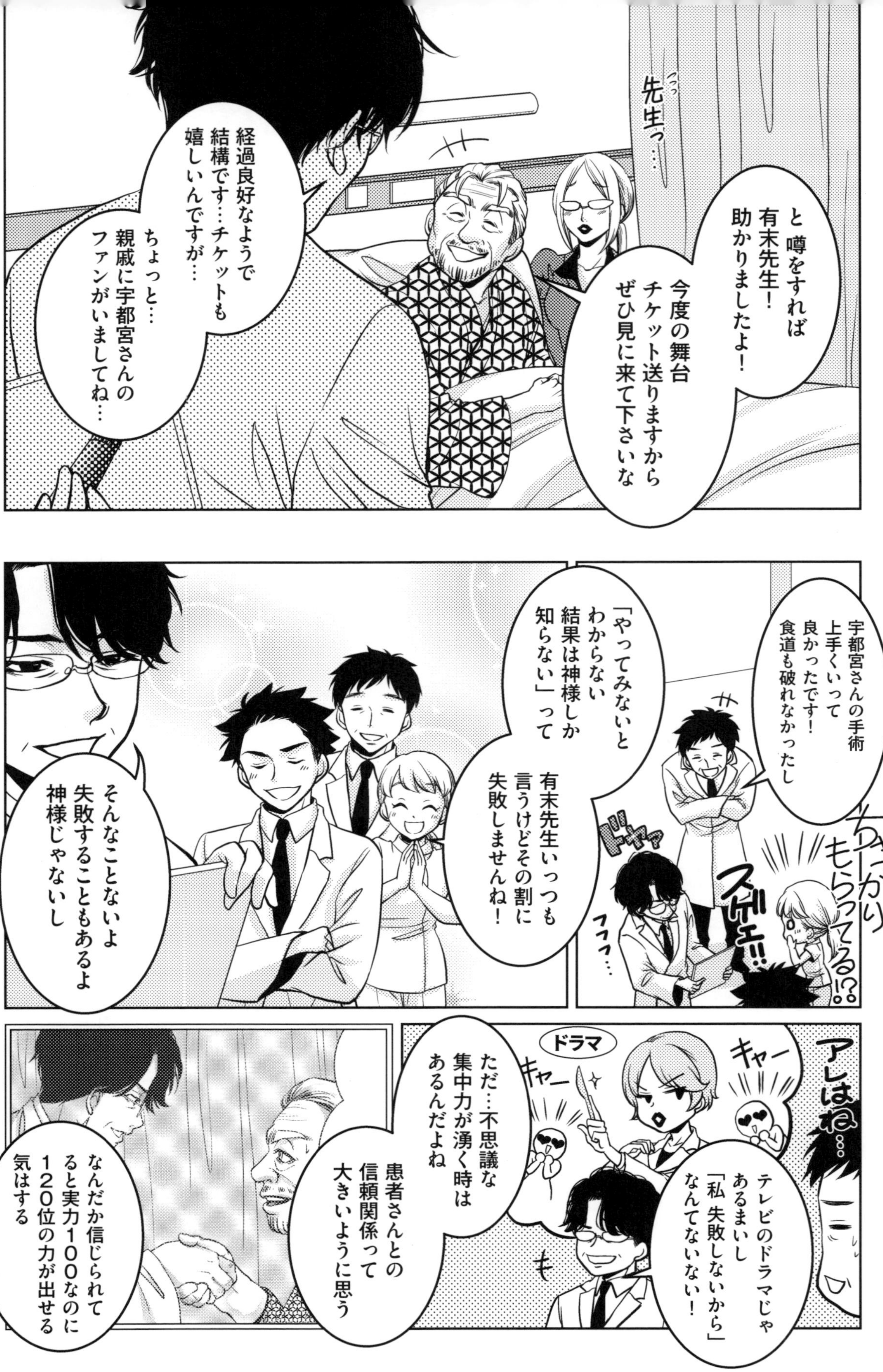
先生っ…
と噂をすれば有末先生! 助かりましたよ!
今度の舞台チケット送りますからぜひ見に来て下さいな
経過良好なようで結構です…チケットも嬉しいんですが…
ちょっと…親戚に宇都宮さんのファンがいましてね…
宇都宮さんの手術上手くいって良かったです! 食道も破れなかったし
ドヤァ
フフフ…
スゲエ!!
ちゃっかりもらってる!?
「やってみないとわからない結果は神様しか知らない」って
有末先生いっつも言うけどその割に失敗しませんね!
そんなことないよ失敗することもあるよ神様じゃないし
アレはね…
キャー
キャー
ドラマ
テレビのドラマじゃあるまいし「私 失敗しないから」なんてないない!
も
ただ…不思議な集中力が湧く時はあるんだよね
患者さんとの信頼関係って大きいように思う
なんだか信じられてると実力100なのに120位の力が出せる気はする

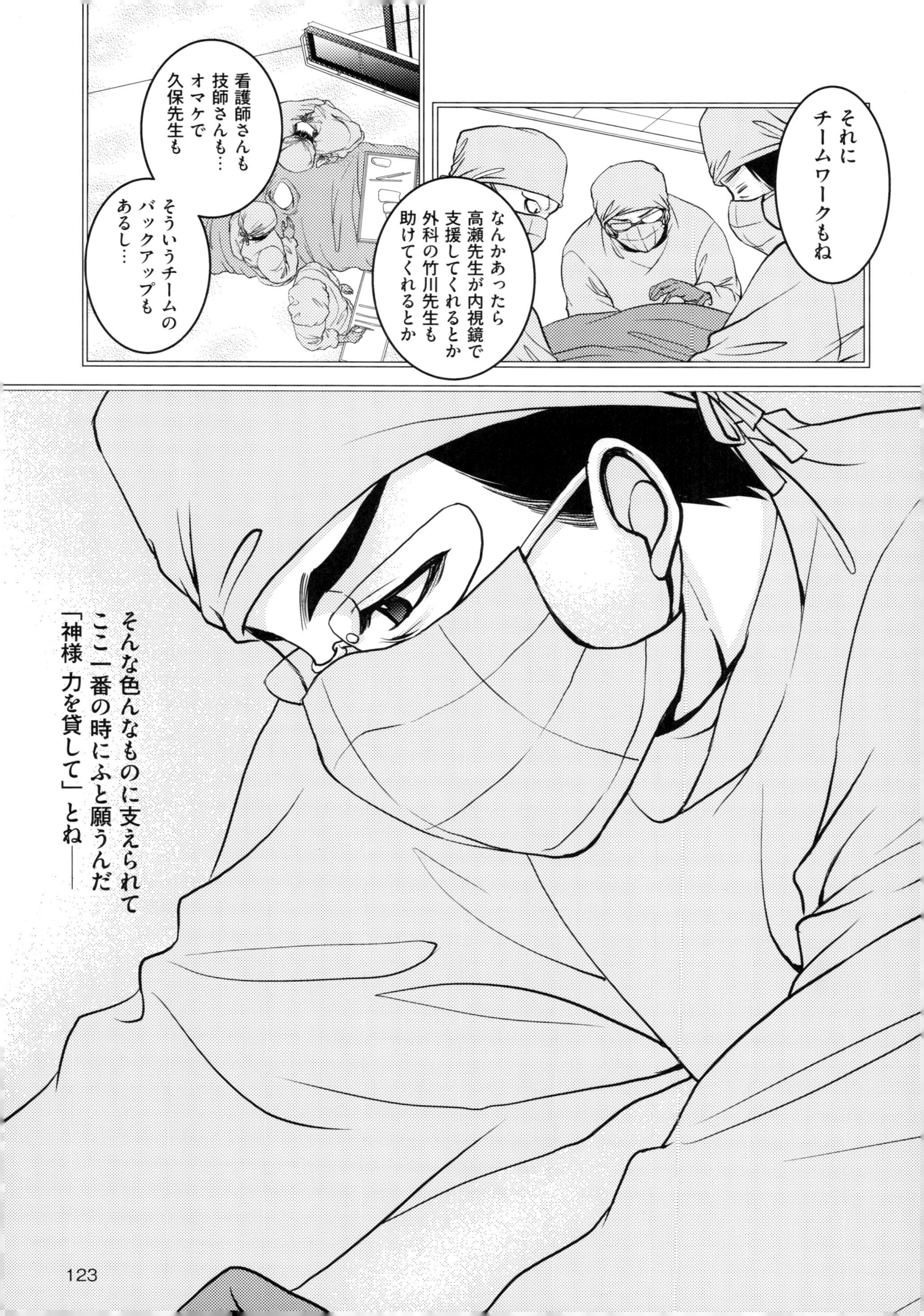
それに
チームワークもね
なんかあったら
高瀬先生が内視鏡で
支援してくれるとか
外科の竹川先生も
助けてくれるとか
看護師さんも
技師さんも…
オマケで
久保先生も
そういうチームの
バックアップも
あるし…
そんな色んなものに支えられて
ここ一番の時にふと願うんだ
「神様 力を貸して」とね——

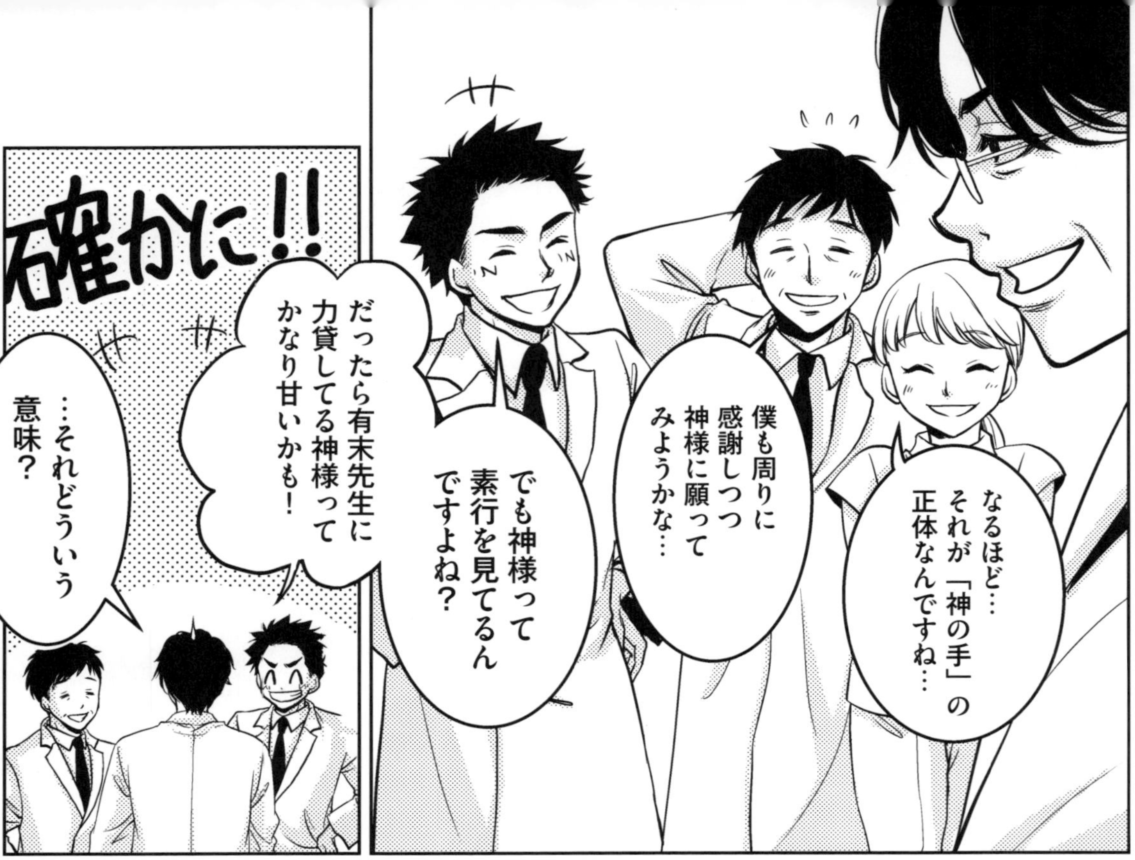
なるほど…それが「神の手」の正体なんですね…
僕も周りに感謝しつつ神様に願ってみようかな…
でも神様って素行を見てるんですよね？
確かに!!
だったら有末先生に力貸してる神様ってかなり甘いかも！
…それどういう意味？

IVR医はいないの？
～その病気、切らずに治せるかも～

――――終――――

column 05 関連用語

経皮的針生検

身体の外から病巣に針を刺して組織を採取する検査。消化管は内視鏡的に直接組織が採取できるが、その他の部位の病巣については、特殊な針を刺して組織を採取することとなる。この組織採取は、診断を確定し、適切な治療を行う上で極めて重要であり、最近の個々の患者さんのがんがもつ遺伝子の情報を活用する治療（ゲノム医療）では、ますます役割が大きくなっている。IVRで不可能な場合には、外科的に手術をして組織を採取することとなるが、体への負担は、もちろん、IVRの方が圧倒的に軽い。

食道気管瘻

食道がんの治療には、抗がん剤と放射線を当てる治療（放射線照射）がしばしば行われ、早期であればがんが消えてしまうことも稀ではなくなった。ところが食道は胃などに比べると壁が薄くペラペラの臓器。このため治療でがんは良くなっても、食道の壁に穴が開いてしまうことがある。さらに厄介なことには、食道は空気の通り道である気管と隣り合わせであるため、この気管と穴で繋がってしまうことがあり、これが食道気管瘻。この食道気管瘻があると、口から飲んだ水分が食道を通過する途中で気管に入り、肺に入ってしまう。慌てて水を飲んでむせることは誰でもあるが、ゆっくり慎重に水を飲んでもいつもむせることを考えれば、その辛さが理解できるだろう。当然、肺炎も起こる。唾液も吐き出し、水も飲まず、食事もしなければ悪化を免れるかもしれないが、待っていても治る可能性は極めて低い悲惨な状態。カバーされたステントを食道に入れれば、食事はステント内を通過して胃に流れるし、気管との瘻孔も閉鎖できる。ただし、ステントを入れることで、弱くなった食道が破れれば、縦隔（心臓や食道、気管、などがある左右の肺の間の空間）の炎症を起こし、さらに厳しい状態となる。このため、ステントを挿入すべきか否かの判断が非常に難しい。

有痛性腫瘍に対するラジオ波焼灼療法

原理も仕様する道具も肝がんに対する治療の場合と同じ。ただし、腫瘍による痛みを軽くする場合には、腫瘍の一部を焼くだけでも症状が劇的に軽くなる場合がある。骨などの病変に行うことも可能。なお、2018年5月現在、ラジオ波焼灼術の肝がん以外への使用は承認されていないが、承認が見込まれている。

腎がんの凍結療法

凍結療法は、特殊な針を腫瘍に刺し、腫瘍を凍らせることで治療するもの。細胞は凍結～解凍を続けて2回行うと壊れて死んでしまうので、この作用を利用してがんを治療する。この特殊な針は、内部にガスを通すことができ、アルゴンガスを流すことで約15分間、腫瘍をマイナス100度を超す極端な低温にし、その後にヘリウムガスを流して約5分解凍する。これを2回繰り返すだけなので、針を刺してしまえば、１箇所の治療は1時間もかからない。また、低温にするため痛みがないのも大きな特徴。今後腎がん以外の治療にも使えるようになるかもしれない。

原作者略歴

荒井保明（あらい　やすあき）

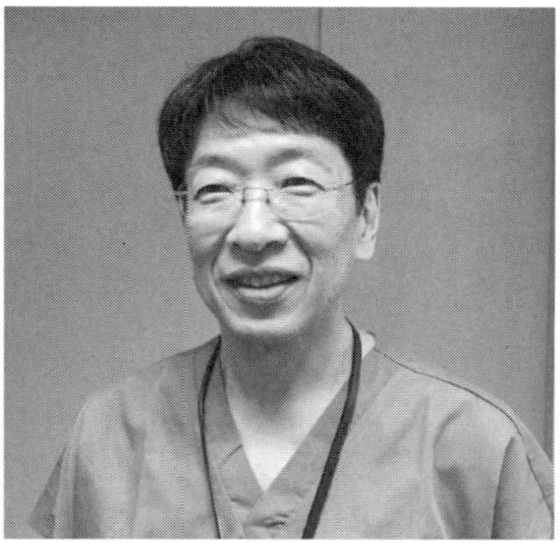

1952年、東京都世田谷区に生まれ、東京慈恵会医科大学卒業後、国立東京第二病院（現東京医療センター）、愛知県がんセンター、国立がん研究センター中央病院に勤務。この間、愛知県がんセンター放射線診断・IVR科部長、国立がんセンター中央病院放射線診断科長・IVRセンター長、国立がんセンター中央病院長、日本IVR学会理事長などを歴任するとともに、数多くのIVRにおける新しい技術や器具を開発。現在は、国立がん研究センター理事長特任補佐として、国立がん研究センター中央病院でIVRの指導を行うとともに、厚生労働省や医薬品医療機器総合機構（PMDA）など行政関係での要職を務めている。日本を代表するIVR医として海外でも著名であり、数々の国際学会においても受賞や栄誉を受けている。趣味は料理、山登り、弾き語りなど。

☆IVRの受けられる病院はこちら！

各都道府県のIVRを行っている病院については、一般社団法人日本インターベンショナルラジオロジー学会公式ホームページの「TOP＞学会について＞IVRの手技別病院一覧」よりご覧いただけます。
→ http://www.jsir.or.jp/

IVR医はいないの？
～その病気、切らずに治せるかも～

2018年7月11日　第1版第1刷発行

原　作…………………荒井保明
漫　画…………………ＭＡＫＯ.
漫画編集………株式会社サイドランチ
発 行 者………黒沢次郎
発 行 所………株式会社メディカルアイ
〒171-0002　東京都豊島区南池袋3-18-43 内山ビル３Ｆ
TEL：03-5956-5737　FAX：03-5951-8682
デザイン………島田利之（sheets-design）
印刷・製本………三報社印刷株式会社

Printed in Japan
ISBN 978-4-86291-175-9 C3347 ／定価：本体価格1,482円+税